禁煙
あなたのお口と
全身の健康

日本歯科大学生命歯学部
歯周病学講座教授
沼部幸博　著

クインテッセンス出版株式会社　2012

Tokyo, Berlin, Chicago, London, Paris, Barcelona, Istanbul, Milano, São Paulo, Moscow, Prague, Warsaw,
Delhi, Beijing, Bukarest, and Singapore

■本書は『喫煙とお口の健康』を全面改訂し改題したものです■

クインテッセンス出版の書籍・雑誌は，歯学書専用通販サイト『歯学書.COM』にてご購入いただけます。

PC からのアクセスは…
歯学書 検索

携帯電話からのアクセスは…
QR コードからモバイルサイトへ

はじめに

　前著『喫煙とお口の健康』が刊行されてから10年近くが経とうとしています。当時は臨床現場にいる身として，「喫煙」が吸う人，吸わない人にかかわらず，体全体はもちろん口の中の健康をも脅かす大きな存在の1つであることを確信し，なんとかその知識と対応方法を一般の方々へ広げていきたいという想いがありました。

　刊行以来，患者さん，歯科医師，歯科衛生士の方々をはじめとして多くの方からさまざまなご意見が寄せられ，そのつど勉強をさせていただきました。しかしいつしか，時代の推移とともに変化するこの国の喫煙対策の状況に，本書が徐々に取り残されてきていると感じるようになりました。

　とくに「受動喫煙防止」をキーワードとした社会環境の変化は，さらなる「禁煙」の重要性を浮き彫りにすることとなりました。地域によっては，喫煙者に求められるものがマナーからルール遵守に移行し，喫煙者ばかりでなく，非喫煙者の健康被害を回避するためのさまざまな方策が講じられるようになりました。分煙から禁煙に移行する施設も多くなり，タバコの値段も引き上げられ，喫煙していた芸能人の方々も，相次いで禁煙宣言をしました。

　喫煙者に対する禁煙支援の現場でも，禁煙に向けての説明材料や手法，禁煙補助薬などが進歩し，禁煙への道も昔より険しくなくなってきています。

それらの流れを受けて，このたび書名を変更して改訂新版として，**『禁煙 あなたのお口と全身の健康』**を刊行することになりました。

　前著同様，本書では喫煙者・非喫煙者にかかわらず，歯科治療をお受けになる患者さんすべてに，ぜひ知っておいていただきたい喫煙・禁煙に関する知識や情報を紹介し，また喫煙のもたらす健康被害のうち，口の中に影響を及ぼす仕組みにも焦点を当てて，解説を試みました。

　本書は，必ずしも第1章から順序立てて読んでいく必要はありません。皆様の興味を引くページ，お好きなページからどうぞお読みください。

　本書が「禁煙がもたらすもの」を知り，喫煙者の方では禁煙を目指すきっかけに，非喫煙者の方では禁煙に関する知識を整理していただくことに役立つのであれば，著者としてこれほどの喜びはありません。

　本書の刊行は，クインテッセンス出版㈱の村岡廣介氏の温かいサポートと，宮田　淳氏の献身的努力があってこそ実現できたものです。記して感謝の意を表します。

　平成23年11月23日

日本歯科大学 生命歯学部 歯周病学講座教授

沼部　幸博

もくじ

はじめに……………………………………………………………………3

第1章　日本人と喫煙環境

1．日本人と喫煙……………………………………………………………10
　　なぜタバコが問題になるの？／10
　　日本人の喫煙率は……／10
　　世界の喫煙率と日本との比較／13
　　医療関係者の喫煙率は……／13
　　なぜ喫煙がやめられないのか？／14
2．知っていますか？　非喫煙者の気持ち………………………………14
3．こんなにあるノンマナー………………………………………………15
　　ポイ捨て／15
　　歩きタバコ／16
　　レストランや密室での喫煙／18
4．受動喫煙の防止をキーワードとした社会の変化……………………20
5．喫煙は決してカッコ良くない…………………………………………23

第2章　喫煙はこんなに体に悪い

1．喫煙と生活習慣病………………………………………………………28
2．喫煙と全身の病気・体への影響………………………………………30
　　がんと喫煙／30
　　呼吸器系疾患と喫煙／30
　　循環器系疾患と喫煙／30
　　歯周病と喫煙／31
　　急性症状と喫煙／31

その他の喫煙による影響／31
3．喫煙と死亡率・・34
4．タバコに含まれる有害物質・・・・・・・・・・・・・・・・・・・・・・・・・・・・・・・・38
5．受動喫煙の恐怖〜大事な家族の命をちぢめる〜・・・・・・・・・・・・・38
　　　受動喫煙とは？／38
　　　受動喫煙により高まる病気の危険性／40
6．喫煙による社会コストとタバコによる経済メリットのバランス…43

第3章　喫煙はお口の健康にこんな悪影響が

1．喫煙による歯の着色・・・・・・・・・・・・・・・・・・・・・・・・・・・・・・・・・・・・・・46
2．喫煙と口臭，味覚の減退・・・・・・・・・・・・・・・・・・・・・・・・・・・・・・・・・47
3．喫煙と歯周病とのつながり・・・・・・・・・・・・・・・・・・・・・・・・・・・・・・・48
　　　喫煙で口の中に生じる症状／48
4．なぜ喫煙で歯周病が悪くなる？・・・・・・・・・・・・・・・・・・・・・・・・・・・50
　　　歯周病の成り立ち／50
　　　歯周病が悪くなる原因／52
　　　なぜ喫煙者では，歯周疾患が重度になる傾向があるのか？／53
　　　喫煙は体の防御能力を低下させる／53
　　　喫煙は傷口の治りを遅らせる／56
5．喫煙と口の中のがん・・・・・・・・・・・・・・・・・・・・・・・・・・・・・・・・・・・・・57
　　　口腔がんとは？／58
　　　口腔がんになる前兆の病変がある／58
　　　飲酒と喫煙が発がんの危険性を増大させる／59
6．喫煙は歯科医療にとって百害あって一利なし・・・・・・・・・・・・・・・62
　　　歯面への着色に対する対応／62
　　　喫煙と歯周治療の問題点／63
　　　歯科医師のなすべきこと／65

病院と喫煙──健康を損なう場を提供しない／67

7．喫煙・歯周病・全身疾患──魔のトライアングル・・・・・・・・・・・・・・68

歯周病が命を脅かし，喫煙がそれを後押し／68

全身疾患の原因は歯周病にある！／70

歯周病と喫煙と全身疾患／72

第4章　こうすればタバコはやめられる

1．喫煙はなぜやめられない？
〜やめたいけどやめられない，そのわけは？〜・・・・・・・・・・・・・・・・74

タバコへの依存は薬物依存！／74

タバコへの依存はなぜ起こるのか？／74

ニコチンの作用／75

タバコへの依存度テスト／76

2．"タバコをやめる"にはどんな方法が？・・・・・・・・・・・・・・・・・・・・・・78

禁煙の実行にとってまず大切なもの／79

禁煙のための環境づくり／80

禁煙の実施を補助するもの／82

禁煙支援を受ける／83

禁煙するとどんな変化が現れるのか？　メリットは？／83

最後に／86

イラスト　伊藤　典

三浦雅美

岩本孝彦

第1章

日本人と喫煙環境

1. 日本人と喫煙

★なぜタバコが問題になるの？

現在までに，喫煙をめぐる論争が数多く繰り返されてきました。その焦点となるのは，自分や他人における健康への問題，嫌煙権などの社会的な問題，ひいては環境汚染の問題などさまざまです。

喫煙によって有害な物質が体に取り込まれ，健康を害することは，タバコの包装にも書かれているとおり，よく知られた事実です。口の中でも，タバコを吸う人の歯周病にかかる危険性は，吸わない人の2～8倍になることもわかっています。そこでこの本では，喫煙と口の中の健康，そして歯科医療との関係について解説していきたいと思います。

★日本人の喫煙率は……

厚生労働省によると，日本人の成人男性の喫煙率は，すべての年齢層を平均すると1966年（昭和41年）をピークに減少傾向を示し，平成21年の調査では男女平均23.4％です（図表1-1）。しかし，この喫煙率の低下傾向は，高齢者では明確であるのに対して，若年層では比較的緩やかで，しかも女性において増加傾向にあることが特徴です。図表1-2のグラフの女性の値をご覧ください。30代の喫煙率は高い水準です。

ここに興味深いデータがあります（図表1-3①，②）。未成年の喫煙率で"この1ヵ月にタバコを吸ったことがある"と答えた，中学1年生から高校3年生までに対して行ったアンケートの集計データです。図表1-3-①はその概要，図表1-3-②はその内訳で，平成16年において毎日吸っていると答えた人が，減少傾向にあるとはいえ，高校3年の男子で13.0％，女子で4.3％い

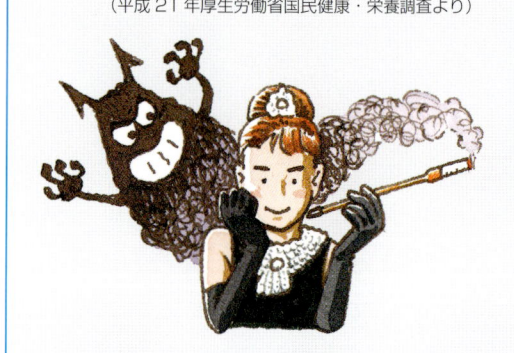

図表1-1　日本人の喫煙率

男女平均：23.4％（前年比1.6％増）
男性：38.2％（前年比1.4％増）
女性：10.9％（前年比1.8％増）

年齢別では
男性の最高値：30代の51.2％
女性の最高値：30代の17.5％
（平成21年厚生労働省国民健康・栄養調査より）

第1章 日本人と喫煙環境

図表 1-2　喫煙習慣者の年次推移（性・年齢別）

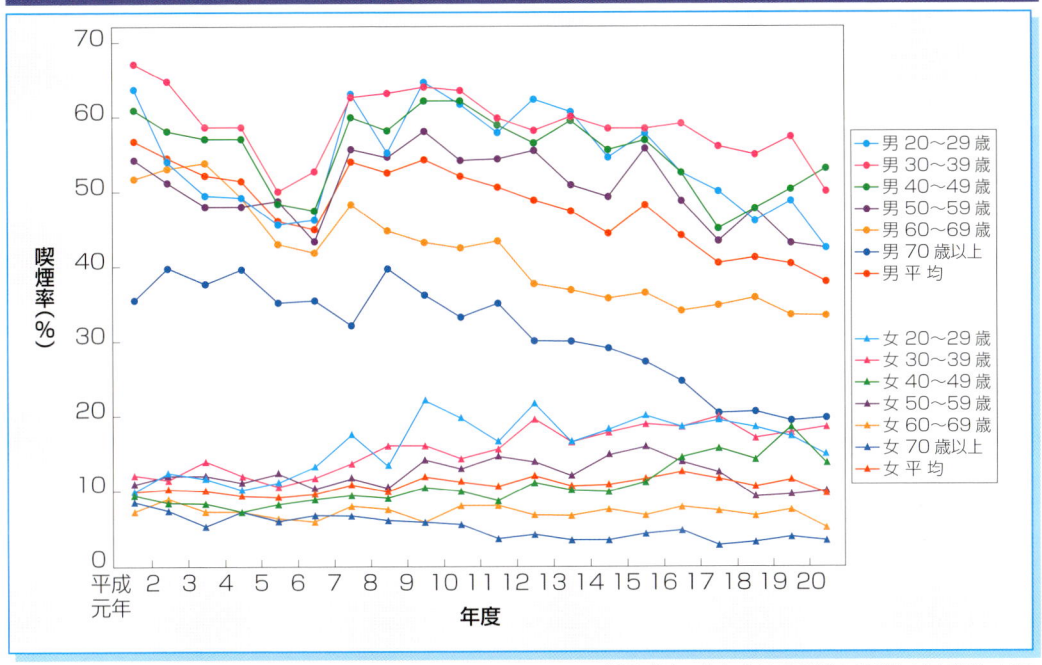

((財)健康・体力づくり事業財団『最新たばこ情報』より)

図表 1-3-①　性別・学年別の喫煙経験率

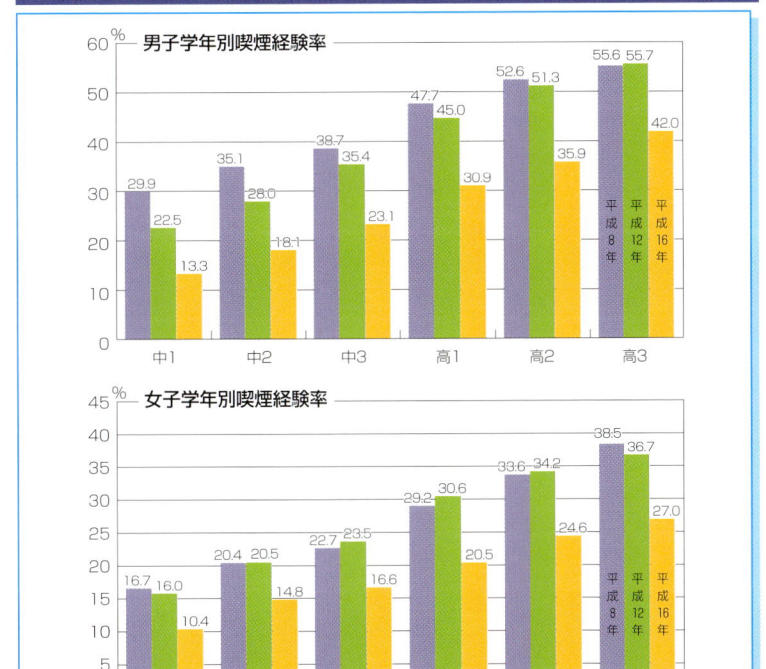

((財)健康・体力づくり事業財団『最新たばこ情報』より)

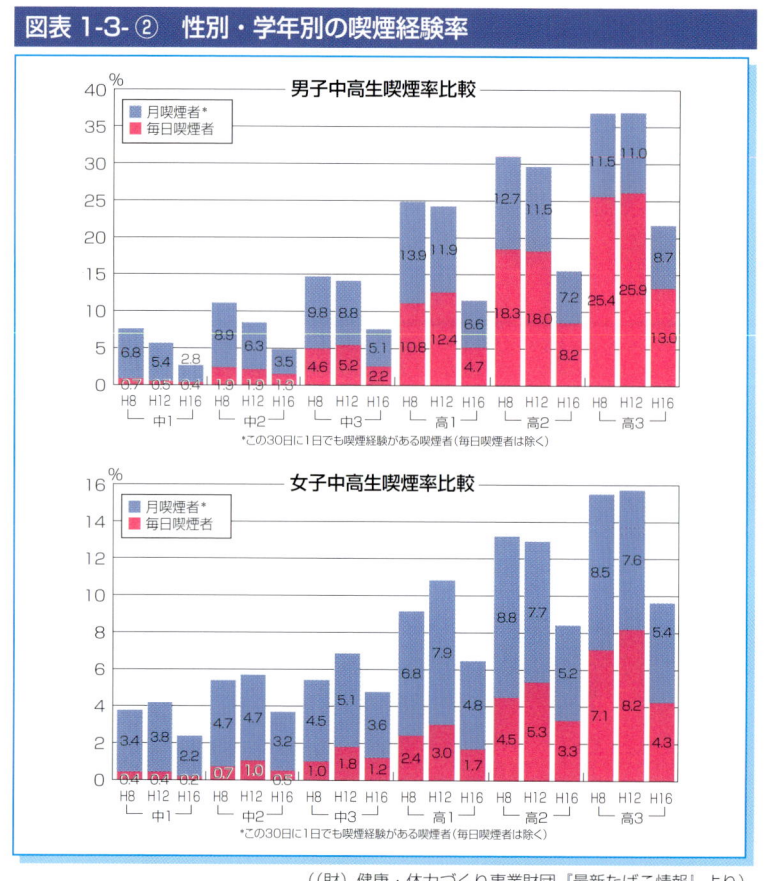

((財)健康・体力づくり事業団『最新たばこ情報』より)

ることは，驚きであり，これが若年層の喫煙率がいまだに高いことと関連がありそうです。

この中学・高校生の喫煙開始の動機は，

図表 1-4　喫煙の理由

①最初にタバコを吸ってみようと思ったのはなぜですか？　（複数回答）（%）

	常習的喫煙者	前喫煙者・経験者
1. 好奇心	42.9	32.0
2. なんとなく	42.9	44.0
3. 面白くて刺激的	5.4	12.0
4. 大人や友人に勧められて	23.2	16.0
5. 大人の気分が味わいたくて	0.0	8.0
6. 気分を落ち着かせるため	8.9	20.0
7. おいしそうだから	5.4	0.0
8. 大人への反発	3.6	0.0
9. 友人の気を引くため	1.8	0.0
10. かっこいいから	14.3	4.0
11. ダイエットのため	0.0	0.0
12. その他	5.4	0.0

②なぜ喫煙しているのですか？　（複数回答）（%）

	常習的喫煙者
1. 手持ちぶさた解消のため	35.7
2. 気分転換のため	41.1
3. 習慣だから	55.4
4. 精神を安定させるため	25.0
5. 雰囲気がいいから	7.1
6. 味・香りがいいから	12.5
7. ダイエットのため	1.8
8. 友達が吸っているから	0.0
9. その他	8.9

(谷口麻衣『青年の喫煙行動の開始と維持に関する研究』より)

第1章 日本人と喫煙環境

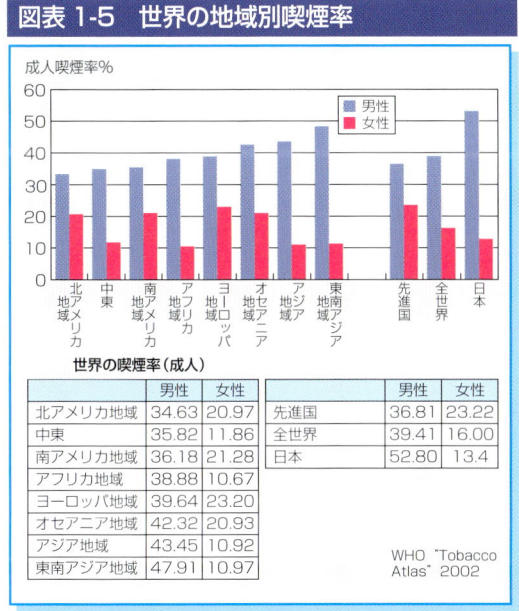

図表1-5 世界の地域別喫煙率

((財)健康・体力づくり事業財団『最新たばこ情報』より)

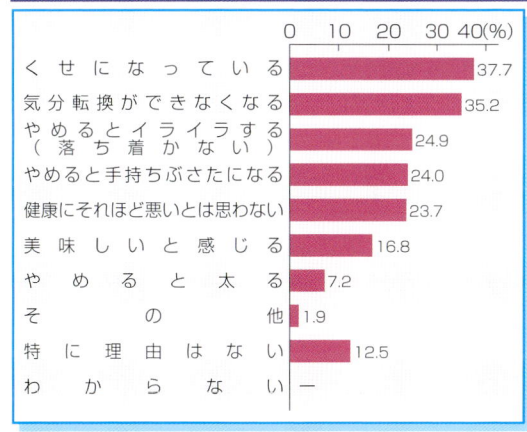

図表1-6 日本の医師の喫煙率（性別・年齢階級別）
日本医師会員対象の2000年の抽出調査結果

(Circulation Journal vol.69, Suppl. IV, 2005 より)

図表1-7 喫煙をやめない理由 (やめるつもりはない者 321人に、複数回答)

(厚生省編：『喫煙と健康』(第2版, 保健同人社, 東京, 1993)より)

"好奇心"や"目立つため"が多いようですが（図表1-4），親，兄弟，友人などの喫煙にも影響を受けていることもわかっています。つまり，周囲の環境が及ぼす影響が大きいようです。

後の章で述べるように，これが喫煙習慣の入り口となり，やがて「依存」しなければならない状態となるのです。

★世界の喫煙率と日本との比較

次に，世界での日本の喫煙率はどうなのでしょうか（図表1-5）。

WHO推計によると，平均すると，日本人の喫煙率は全世界の平均値より高い傾向にあり，他の先進諸国の数字を大きく上回るものです。喫煙率に関しては，図表1-1よりも高い値を示しており，これは調査方法が異なるためと考えられます。

また，喫煙率が高いこと以外に，1人あたりのタバコの消費量が多いためと，考えられます。しかし，近年はタバコの販売実績では，国産のタバコも，外国産のタバコも減少傾向にあります。

★医療関係者の喫煙率は……

では，私たちのような医療関係者の喫煙率はどのような状況でしょうか？

図表1-6を見ると，私たち歯科医師を含む医療関係者の喫煙者率も，けっして低いとはいえません。喫煙の健康に及ぼすさまざまな悪影響を知っていながら，なぜやめられないのでしょうか？

13

★なぜ喫煙がやめられないのか？

やめられない理由は，職業にかかわらず共通のもので，図表1-7のとおりです。

一方，禁煙を決意した人の動機には，図表1-8のようなものがあります。グラフにするとその動機は単純明快で，それらの理由で明日からすっぱりとやめられるように感じますが，禁煙を継続させるにはかなりの努力が必要であることは，経験者の方ならおわかりのことでしょう。

以上，日本人の喫煙の現状について解説しました。数字やグラフの羅列になってしまいましたが，わが国の喫煙の現状を知っていただけたと思います。

現在，私たち医療関係者の間ではEvidence Based Medicine，略してＥＢＭ（イービーエム）がとても大切な概念としてとらえられています。これは簡単にいうと，さまざまな証拠（根拠），すなわち理論的な背景にもとづいて，医療を実践するという意味です。

お示ししたグラフは，喫煙事情を把握し，対策を講じる上での有力な証拠となり，そ

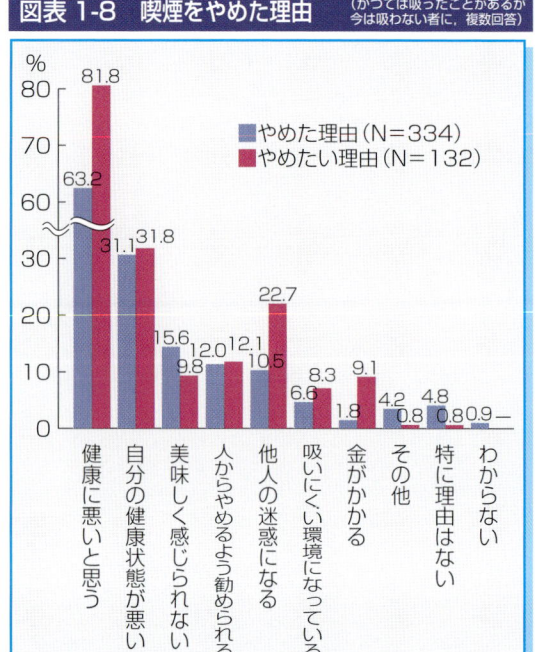

（厚生省編：『喫煙と健康』（第2版，保健同人社，東京，1993)より）

れを基にさまざまな問題について考え，対処することができます。

では，これからさまざまな視点から，喫煙について考えていくことにしましょう。そして，この本全体を通して，喫煙者の方々はもとより，非喫煙者の方々にも，喫煙に関連する諸問題，今後の喫煙の考え方，禁煙，そして禁煙指導の重要性などを理解していただきたいと思います。

2. 知っていますか？ 非喫煙者の気持ち

これまで多くの研究者たちが，"喫煙がいかに健康に害を及ぼすか？"についての根拠（Evidence）を並べ，"健康維持のた

めには，喫煙はできるだけ早くやめるべきである"との結論を，何度も繰り返してきました。

しかし，いかにたくさんの根拠を突きつけられても，喫煙はなかなかやめられない習慣であることは確かなようです。非喫煙者側から見ると，それがとても理解しにくく，不満を感じる点です。

さらに，非喫煙者にとっては，喫煙時に生じるさまざまな現象や喫煙者の振る舞いが，不快に感じられる場合があります。

これから取り上げる話題は"非喫煙者の喫煙に対する感情について"です。これはかなり複雑な問題を含んでいます。

それでは，この問題について考えてみたいと思います。

3. こんなにあるノンマナー

非喫煙者が喫煙者にぜひ指摘したい，さまざまな振る舞いがあります。それらは喫煙者ではすでに習慣化してしまい，無意識のうちに行っている場合が多いようです。まず，そんな項目をいくつかあげてみましょう。

★ポイ捨て

以前のCMで"私は捨てない！"と，喫煙者である某有名俳優が独白をする場面がありました。ポイ捨てとは，その名のとおり，所かまわず（？）吸い殻を投げ捨てる行為です。

今から十数年前は，電車のホームの下に散らばる吸い殻の数には，すさまじいものがありました。また現在でも，歩道や道路脇の側溝に，わずかでありますが吸い殻を見かけない日はありません。都心の川の流れが滞る場所には，ペットボトルや空き缶，吸い殻やタバコのフィルターが溜っています。

なぜ，ポイ捨てをするのでしょうか？答えはおそらく，近くに灰皿がないため，

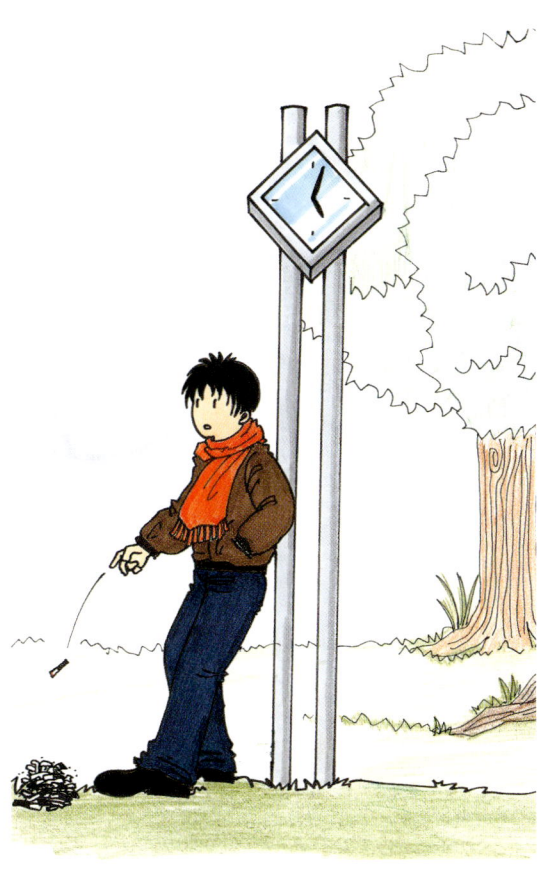

わざわざ捨てにいくのが面倒だからでしょう。固い地面や，水面をタバコの火を消すための絶好の場と考えているようです。

先日，歩道を歩いていて，火のついた吸い殻が転がってくるのを見て驚いたことがあります。自転車に乗っている方が投げ捨てたものでした。もし，それがあらぬ方向へ飛んでいき，人に当たったり，他の物に火をつけたりしたら，どうするのでしょうか？　みなさんも，こんな火がついたまま落ちている吸い殻を見たことがあると思います。

さて，道にポイ捨てされた吸い殻はどうなるのでしょうか？　自然に消えてなくなるのでしょうか？　それには，おそらくかなり長い時間が必要です。結局，他の誰かが掃除の際に拾い，捨てているのです。最近は，携帯用の灰皿を持ち歩いている方も増えていますが，タバコそのものを持たない，吸わないことが根本的な解決法ではないでしょうか。

★歩きタバコ

歩きながら，タバコをぷかぷかと吹かす行為が歩きタバコで，おそらく，非喫煙者全員が嫌う行為です。

目の前でこれをやられてしまうと，とても大変なのです。けむいし，灰は飛んでくるし，目はかすむし，とくに混雑の中ではどこへも逃げられず，しばしの間，目をつむり，息を止めて煙が通りすぎるのを待たなければなりません。

また，タバコを指に挟んで歩いている方

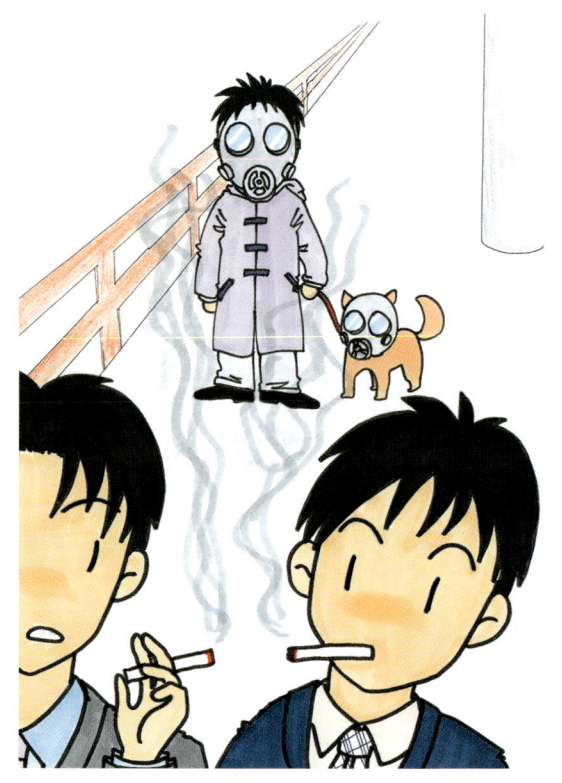

の場合は，タバコの火（700〜850℃！）が，すれ違う子供の顔や，他人の手や衣類に触れたりするのではないかと，ひやひやします。車イスの方や子どもの顔の位置，周りの人の手がタバコの近くにあるのです。

おそらく電車や建物の中でずっと我慢していて，外へ出た開放感から，ついつい吸いたくなるのでしょう。しかし，同じく窮屈な場所からの開放感を味わおうとしている非喫煙者に，煙が直撃することになるのです。

平成14年（2002年）6月24日，東京都の千代田区議会は，空き缶やタバコのポイ捨て，路上での喫煙などを禁止し，歩きタバコに全国で初めて罰則を設けた条例案

第1章 日本人と喫煙環境

図表1-9 歩きたばこ禁止条例施行

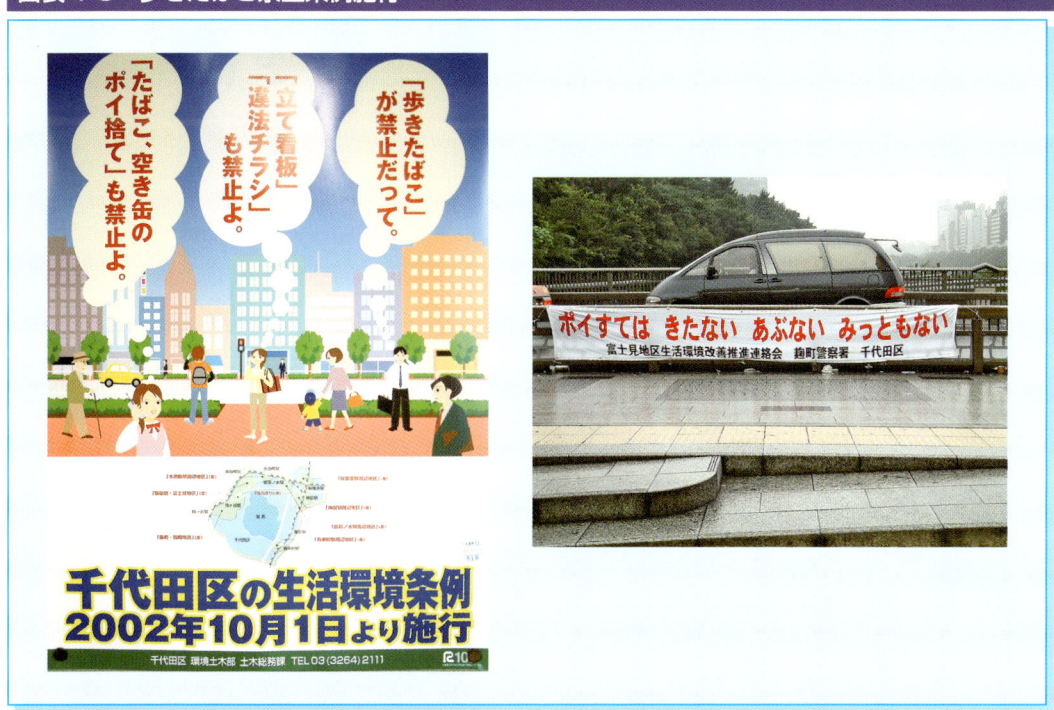

図表1-10 路上禁煙地区シンボルマーク

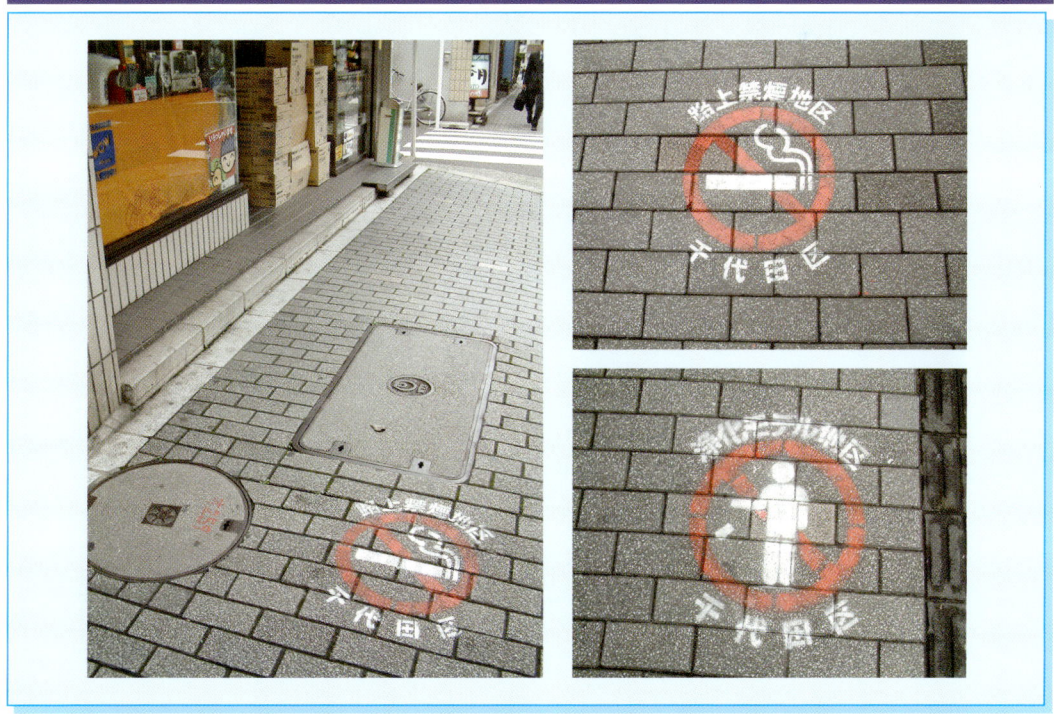

を賛成多数で可決しました。この条例は，同年10月1日から施行されました（図表1－9，10）。

そして，この動きはその後，全国に広がっています。歩きタバコの禁止については，駅周辺などの地区などに設けられる「路上禁煙地区」が対象となります。

千代田区の場合は，それらの地区ごとに千代田区の職員2人がパトロールして，違反者を見つければ注意をし，従わない場合には，違反者から最大で2万円の過料（自治体の責任で徴収する違反金，通常は2,000円程度）を徴収することになります。

当時のニュース報道などを見ていると，喫煙者では「肩身が狭いけれどやむをえない事態」として，非喫煙者では「他の地域でも採用してもらいたい制度」として好意的に受け止められていました。

もっとも，この条例の重要なポイントは，これまで歩きタバコの抑止力を喫煙者自身の"モラル"に頼っていたものを，"条例という一種の法律"によって規制することに移行させた点にあります。

つまり，理想的には，注意を喚起することで歩きタバコの弊害に気づいて，自主的にそれをやめる喫煙者が増えていくことが，歩きタバコ実行者の減少に結びついていくはずでした。それを，歩きタバコ行為中止を他者の指摘に頼り，さらにそれをやめさせる武器に"違反金の徴収"を用いなければならなくなってしまったのです。

このような事態にしてしまったのは，一部の道徳心のない，自己中心的な喫煙者の責任だと思います。

当時の喫煙者には周りを気づかい，喫煙マナーをきちんと守り，歩きタバコやポイ捨てとは無縁の方々もいました。そんな人たちにも，居心地の悪い思いをさせたことにもなります。

すなわち，千代田区の決議は，交通違反や駐車違反に対する罰則のように，他人を危険に追いやり，多くの人に迷惑をかける一部の心ない人たちの喫煙行為に対して警告することを決めたもので，"喫煙するかしないかは各人が判断すべきで，他人からあれこれ非難されるものではない"との主張が，もはや通じない時代がきていることを示した出来事だったのです。

★レストランや密室での喫煙

最近，東京でも禁煙席を設け，分煙をうたう飲食店が増えてきましたが，全面禁煙のお店はまだまだ少数派です。いわゆる居酒屋さんでは，全面禁煙のお店はごく僅少です。

お酒は喫煙願望を誘発するようで，換気の悪い店では，禁煙席であっても煙で室内がかすんで見えることがあります。私はこういう場所には立ち入らないようにしています。

受動喫煙（間接喫煙）の影響については，第2章の5で述べますが，吸っている本人よりも，間接的に煙を吸引する人のほうが，体に対する害が大きいと考えられています。

お酒の席だけではなく，レストランなど

第1章　日本人と喫煙環境

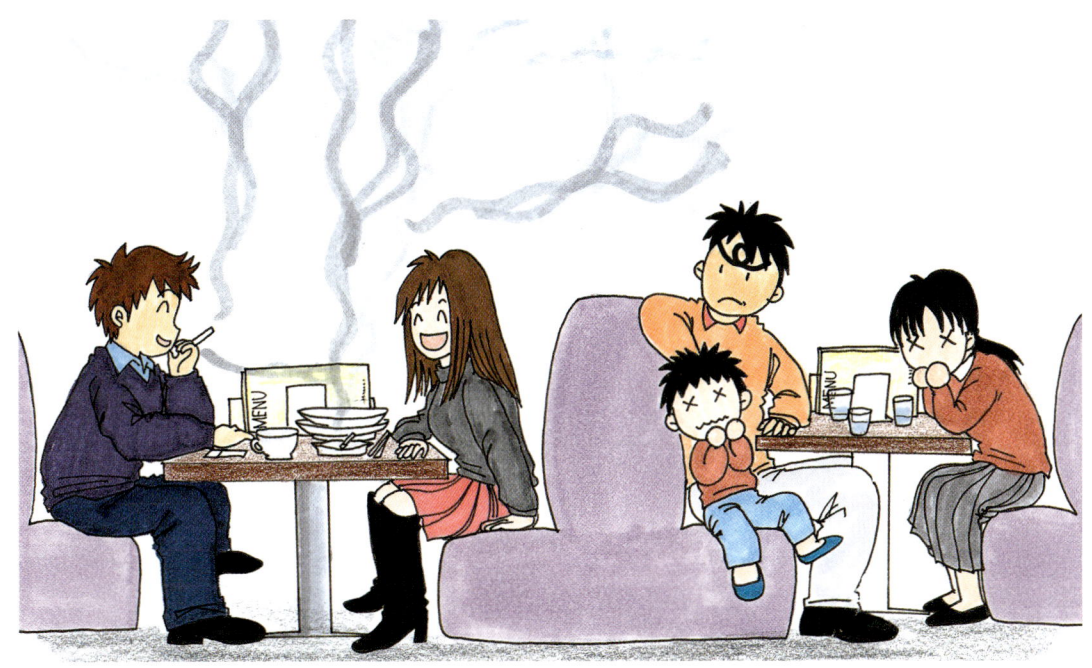

このようなお店は減りましたが，完全な「分煙」が実行できているお店は少ないようです。

で食事をする際にも，いざごちそうをという段になって，どこからか煙がたなびいてきて，味が台無しということがよくあります。非喫煙者にとって，タバコの煙の味は，すべての味覚を奪う憎き敵なのです。少し煙が口に入っただけでも，せっかくの料理が苦い味になります。

私も同じ客なのに，なんでこちらが不愉快な思いをしなければならないのでしょうか。これで雑誌などで"美味しい店"として取り上げられているのを見ると，複雑な思いがします。

似たようなことは，喫茶店でも，ラーメン店でも，ファストフード店でもよく経験します。分煙をうたっていても，完全でないお店はまだまだ多いようです。

禁煙席のない店では，席に着く前には，できる限りタバコを吸っていない人の近くを選ぶのですが，その人が食後に一服始めたりすると，本当にがっかりします。

"こっちはまだ食べてますよ〜"と言いたくなります。あまりにも煙がすごいため，一度，店長に意見を述べたことがあります。返事は"気持ちはわかるのだが，店内全面禁煙と決めてはいないので，いつ吸おうと客の自由である"という内容でした。一方的に不愉快な思いをさせられている「客」に対する思いやりもほしいものです。こういった場合には，吸っている方々に直接お願いするしか，今のところ方法はないようです。

米国カリフォルニア州で，1998年1月1日から新禁煙法が施行され，バーや居酒屋，カジノ，プライベートクラブ内での喫

19

煙が禁止され，喫煙した場合は罰金最高500ドルが科せられるようになりました。

神奈川県では，2010年4月1日に受動喫煙による健康への悪影響から県民を守るため，「神奈川県公共的施設における受動喫煙防止条例」を制定し，学校・病院・商店・官公庁などは全面禁煙，飲食店・ホテルなどは禁煙または分煙としました。条例に違反した場合は，施設管理者に過料が徴収されることになってます。

しかし，先に述べたように日本は，先進国の中でも喫煙率の高い国だということが，各国との統計の比較でわかっています。成人の約4割が喫煙者であるという，そんなお国柄ですので，店内を全面禁煙にすることを決断する際に，オーナーの方々が躊躇することは容易に想像できます。

以前，私の職場近くの外資系ファストフード店が，開店当時は店内禁煙にしていたのを，数ヵ月で撤回してしまった理由も，おそらくこの点にあったものと思われます。やはり日本では，分煙でスタートするのがやっとのようです。

ここで私が言いたいのは，店側の客への対応姿勢として，すべての客が平等に快適に過ごせて，より良いサービスを受けられるような配慮がほしいということです。

分煙をうたっているお店でも，間仕切りの配置や，空調器や換気装置の調節が十分機能しているのかを検証する必要があるでしょう。

ここまで，私が遭遇した喫煙に対する不愉快な状況を，勢いで書き連ねましたが，私が書いたのと同じような問題を発端に，よく喫煙者と非喫煙者とが真っ向からぶつかり，過激な議論が繰り広げられています。しかし，後から述べる喫煙の健康に与える影響の観点からは，どちらに分があるかは明らかです。

4．受動喫煙の防止をキーワードとした社会の変化

昨今の日本の「禁煙」に関する取り組みの進展には，目覚ましいものがあります。

その大きなきっかけのひとつが，2003年5月1日に施行された健康増進法25条で「不特定多数の人の集まる場所での受動喫煙防止が非喫煙者の権利であるとともに管理責任者の義務である」ことが明記されたことです。

すなわち，「学校，体育館，病院，劇場，観覧場，集会場，展示場，百貨店，事務所，官公庁施設，飲食店その他の多数の者が利用する施設を管理する者は，これらを利用する者について，受動喫煙（室内またはこれに準ずる環境において，他人のタバコの煙を吸わされることをいう）を防止するために必要な措置を講ずるように努めなけれ

第1章　日本人と喫煙環境

ばならない」のです。

さらに，2003年4月30日の厚生労働省健康局長通知では「その他の施設とは，鉄軌道駅，バスターミナル，航空旅客ターミナル，旅客船ターミナル，金融機関，美術館，博物館，社会福祉施設，商店，ホテル・旅館等の宿泊施設，屋外競技場，遊技場，娯楽施設等多数の者が利用する施設を含むものであり，同条の趣旨に鑑み，鉄軌道車両，バス及びタクシー車両，航空機，旅客船などについても「その他の施設」に含むものである」とされました（図1-11）。（2020年4月1日施行期日の改正法律案も示されています。）

これは，すでにほとんどの施設で，受動喫煙の防止対策を施さなくてはならないことと同義語と考えられます。これを受けて，

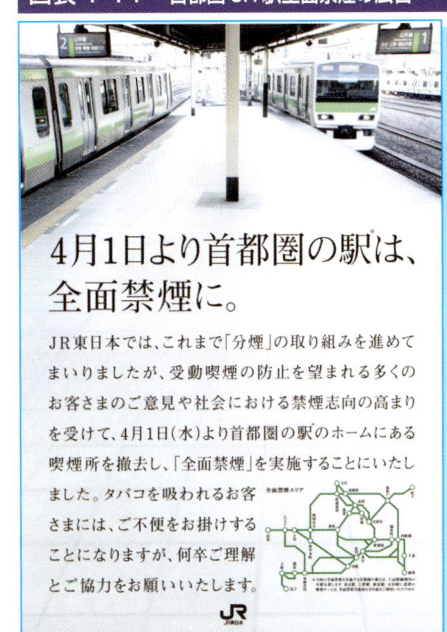

図表 1-11　首都圏 JR 駅全面禁煙の広告

＜2009年＞

図表 1-12　たばこ規制枠組み条約（FCTC）

たばこ規制枠組み条約（FCTC）
同条約では，2010年までの公共的施設の全面禁煙を日本など条約批准国に求めている。

WHO FCTC*による，たばこの使用及びその煙に晒されることを継続的かつ実質的に減少させるため，たばこの規制のための措置の枠組みを提供し，たばこの消費及びその煙に晒されることによる健康，社会，環境及び経済に及ぼす破壊的な影響から，現在及び将来の世代を保護することを目的とした条約の通称。
2003年5月21日に世界保健機関（WHO）第56回総会で全会一致で採択，2005年2月27日に発効。
締約国は条約の発効から3年以内に，1）健康被害が少ないと誤解を与える表示をしないこと，2）包装面積の3割以上を用いて健康被害の警告表示の掲載を求められる。
また発効後5年以内に，たばこの広告や販売促進などを全面的に禁止し，規制の実施措置を取り，法律の整備を行って，未成年者の自動販売機によるたばこ購入を防ぐ。
2007年7月4日，第2回締約国会議において条約第8条とそのガイドラインの実行をすみやかに2010年2月までに行うことが，満場一致で採択された。

これにより日本を含む締約国は，公共の場での受動喫煙防止対策を促進することになった。なお，このガイドラインは，主に以下の事項を求めている。
　1）100％禁煙以外の措置（換気，喫煙区域の使用など）は，不完全な対応。
　2）すべての屋内の職場，屋内の公共の場及び公共交通機関は禁煙にすべき。
　3）たばこの煙から保護するための立法措置に責任及び罰則を盛り込む。

＊WHO Framework Convention on Tobacco Control

図表 1-13-① マイルドセブン（日本）のパッケージ

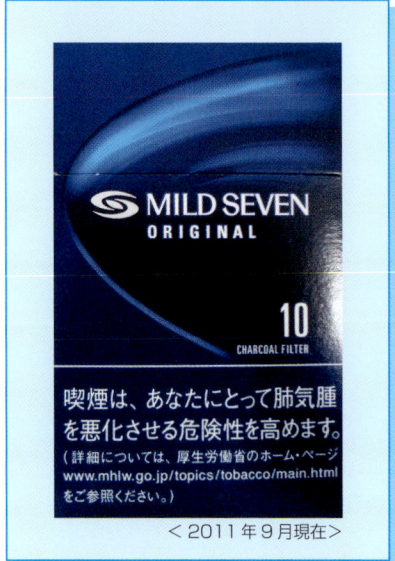

<2011年9月現在>

図表 1-13-② マイルドセブン（タイ）のパッケージ

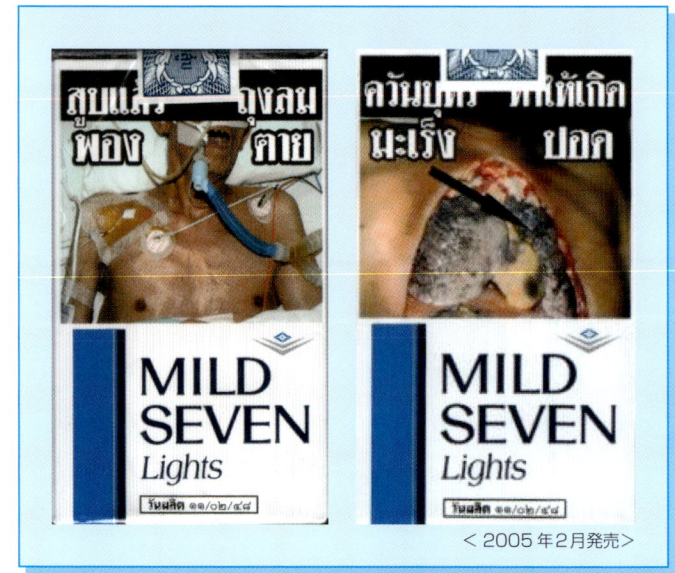

<2005年2月発売>

さまざまな施設での禁煙対策もすすみ，いわゆる分煙（禁煙席などを設ける）だけでなく，「館内禁煙」「敷地内禁煙」を打ち出すところも増加しました。能動喫煙（1次喫煙），さらに受動喫煙（2次喫煙）による健康被害を防止するためのものです（第2章5）。

また，ほぼ時を同じくして日本も，WHO（世界保健機関）が 2003 年 5 月 21 日の第 56 回総会において全会一致で採択，2005 年 2 月 27 日に発効した「たばこ規制枠組条約」（「たばこの規制に関する世界保健機関枠組条約」の略称（FCTC：Framework Convention on Tobacco Control））を批准したことは大きな出来事でした（図 1-12）。

この条約の目的は，タバコの使用及びその煙にさらされることを継続的かつ実質的

図表 1-14 禁煙キャンペーンのポスター

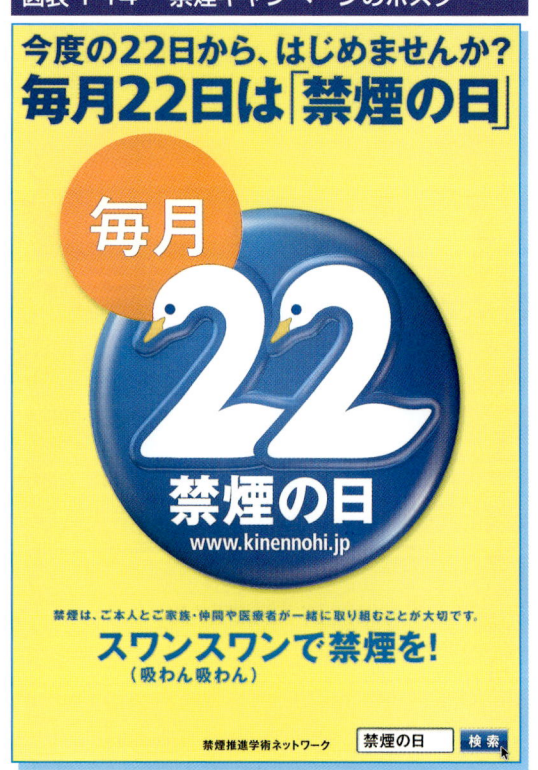

に減少させるためのタバコ規制措置の枠組みを提供すること，タバコの消費とその煙にさらされることによる健康，社会，環境と経済に及ぼす破壊的な影響から，現在，そして将来の世代を保護することです。

そのひとつとして，この条約発効から5年以内に，タバコ広告の原則禁止や包装面3割以上の健康被害の警告表示を行うなど（図1-13-①，②），タバコの生産から流通・消費までの流れを幅広く規制する内容です。

国内17学会から構成される「禁煙推進学術ネットワーク」は，2010年2月22日より，毎月22日を「禁煙の日」と正式に制定し，とくに22日には全国的に禁煙キャンペーンを行っています（図1-14）。

このネットワークでは，国内JR線全線の完全禁煙化を目指し，禁煙化要望書を各JR会社に定期的に提出しています。これは受動喫煙を防止することが目的です。

さらに，喫煙問題に関連している9学会（日本口腔衛生学会，日本口腔外科学会，日本公衆衛生学会，日本呼吸器学会，日本産科婦人科学会，日本循環器学会，日本小児科学会，日本心臓病学会，日本肺癌学会）が合同で，本邦初の禁煙ガイドラインを2004年に作成，2009年に改訂され，2010年改訂版が公開されています。

これは，歯科医師・医師の喫煙からの関連する疾患をなくしたいという願いのあらわれでもあります。

また，医学・歯学の学会や団体で「禁煙宣言」を行うところが増えてきました（図1-15）。これは，さまざまな医療関係者の集合体として，対外的に積極的に喫煙対策と，禁煙活動を行おうというものですが，もちろんその対象には学会員自らも含まれます。「タバコのない世界」実現への学会としての決意といえます。

「禁煙推進学術ネットワーク」
http://tobacco-control-research-net.jp/

5. 喫煙は決してカッコ良くない

これだけ喫煙の害が，いろいろな形で提示されているのに、未だに映画，テレビドラマ，アニメーションでは，喫煙シーンが散見されます。

とくに，日本で作られたものにはその傾向が強いようです。それを受けて，新聞の視聴者の感想欄には，青少年の喫煙を助長することを問題視する意見を，見かけることがあります。

確かに，初めて喫煙した時の動機には"人が吸っているのを見てカッコ良かったから真似してみた"というケースがあります（12ページ）。事実，喫煙者の子供が喫煙に至る動機には，親や第三者の行為の模倣があ

図表 1-15　禁煙宣言（日本歯周病学会 2004 年）

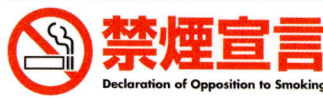

禁煙宣言

平成16年5月21日採択

喫煙は喫煙者のみならず、間接的に非喫煙者の全身の健康に対しても、悪影響を及ぼすことが実証されている。また、喫煙は歯周病における環境面からみた最大の危険因子であり、歯周病の発症・進行や治療効果の低下に大きく関与している。さらに、歯周病自体が様々な全身疾患の危険因子となることから、喫煙の直接的作用に加え、歯周病を通しての間接的作用によっても全身疾患のリスクが高められることが示されている。

喫煙は「病気の原因の中で予防できる最大かつ単一のもの」（WHO）であり、喫煙対策は国民全体の健康を増進するうえで欠くことができないものである。よって、我々学会員が口腔のみならず全身的健康のためにも喫煙問題に取り組むことは使命であると考える。

以上のことから、特定非営利活動法人日本歯周病学会は、「タバコと歯周病のない世界」を目指し、積極的な喫煙対策ならびに禁煙活動を行うことをここに宣言する。

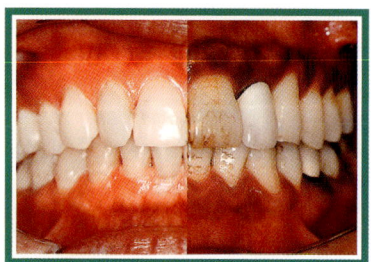

特定非営利活動法人　日本歯周病学会
http://www.perio.jp

－ 市民の皆さんへ －

喫煙者は歯周病にかかりやすい！
喫煙者は非喫煙者に比べ2～8倍の危険度で歯周病にかかりやすくなります。さらに、喫煙による不快な口臭、味覚の鈍麻、歯肉の黒色化や歯面の着色など口腔内環境は悪化します。

喫煙者は歯周病の症状に気づきにくい！
タバコに含まれている化学物質が喫煙者の歯肉出血を減少させたり、歯肉表面を硬くすることで歯周病の症状が隠されてしまいます。

喫煙者では歯周病の治りが悪い！
歯周病の進行に応じて様々な治療が行われています。しかしながら、どのような歯周治療に対しても喫煙者では治りが悪いことが報告されています。

歯周病は全身疾患のリスクを高める！
歯周病は糖尿病、心筋梗塞や低体重児出産、早産などの発症と関係します。つまり、喫煙している歯周病患者では、これらの病気にかかるリスクがいっそう高まります。

タバコをやめましょう！
タバコをやめれば歯周病を含め様々な病気のリスクが著しく低下し、さらに周囲に対する悪影響も減ります。歯周病だけのためではなく、全身的な健康のためにも1日も早い禁煙をおすすめします。

－ 活動方針 －

活動方針 1
本学会は「喫煙と歯周病」に関連する研究を推進する。
・得られた知見は講演会やメディアを通し積極的に社会へ還元する。
・学術誌や一般誌における掲載を推進する。

活動方針 2
本学会は、医療機関の禁煙指導を推進し、市民の禁煙を支援する。
・禁煙支援に関する研修会などにより、禁煙指導を行うことができる医療従事者を育成する。
・国内外の医学会や保健医療団体と連携して、市中の禁煙運動を推進する。

活動方針 3
本学会は、学生教育における喫煙問題の充実を求める。
・歯科関連育成機関における教育カリキュラムに、歯周病と喫煙の関係や禁煙支援方法の項目を加えるよう働きかける。
・歯科医療従事者の試験において、喫煙関連の設問を必須とするよう働きかける。

活動方針 4
本学会会員は非喫煙者であることを目指す。
・会員は非喫煙者であることを目指し、会員が所属する保健医療機関や教育施設へは全館禁煙を働きかける。
・本学会が開催する会議において、会場施設・敷地内の完全禁煙を目指す。

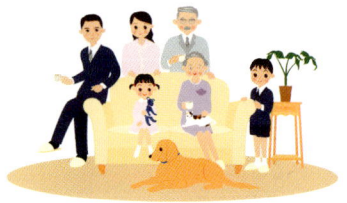

特定非営利活動法人　日本歯周病学会
理事長／鴨井　久一（日本歯科大学歯学部　歯周病学講座）
禁煙推進委員会
委員長／吉江　弘正（新潟大学大学院　歯科診断・再建学分野）
委　員／雫石　聰（大阪大学大学院　予防歯科学教室）
　　　　 埴岡　隆（福岡歯科大学　口腔保健学講座）
　　　　 沼部　幸博（日本歯科大学歯学部　歯周病学講座）
　　　　 青山　旬（国立公衆衛生院　疫学部）
　　　　 大森みさき（日本歯科大学新潟歯学部　総合診療科）
　　　　 石井　正敏（新潟市　石井歯科医院）
発　行／特定非営利活動法人　日本歯周病学会
後　援／ファイザー株式会社

第1章 日本人と喫煙環境

図表 1-16　歯周病と禁煙キャンペーン（日本歯周病学会）

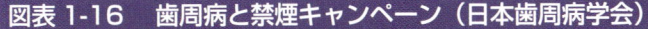

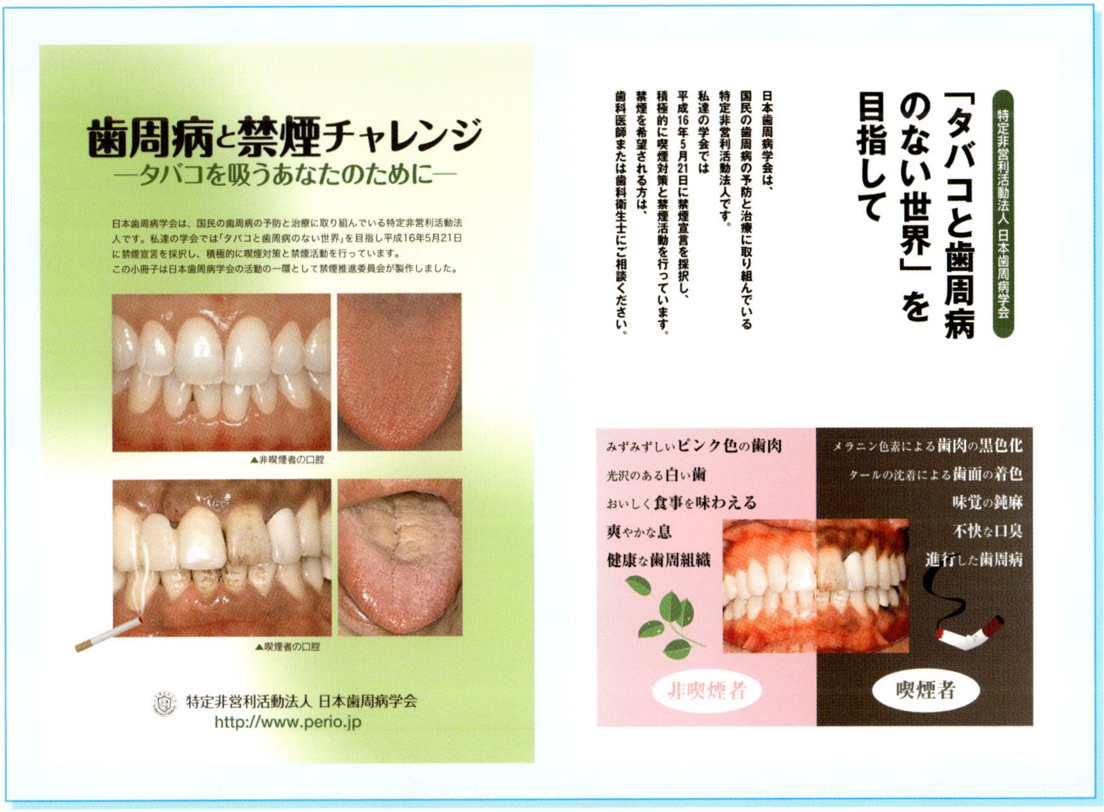

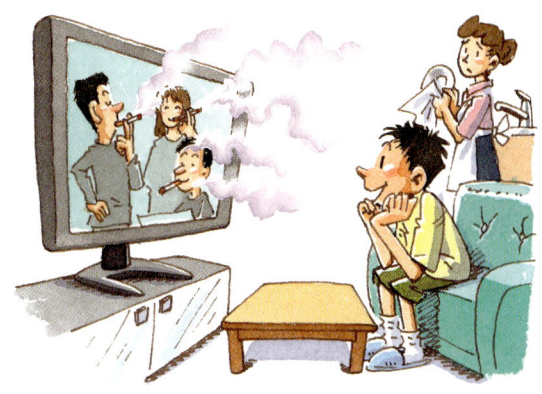

　ドラマなどでは，演出のひとつとして，人気俳優の喫煙シーンをカッコ良く取り上げることが多いので，それを真似したくなる気持ちはわかります。喫煙の害が，これだけさまざまなメディアで取り上げられていても，ドラマの作り手側は，タバコは演出のための小道具であるという認識を変えることができないようです。

　タバコのＴＶＣＭなどが自粛されているのと同じように，ドラマなどでも，喫煙シーンのもたらす社会的影響を考える時期にきていると思います。

　日本でテレビや映画に登場する人たちがタバコを吸わなくなるのは，いつの日なのでしょうか。

第2章

喫煙はこんなに体に悪い

1. 喫煙と生活習慣病

　喫煙と全身の病気との関連が深いことは，これまでさまざまな動物実験や疫学調査の統計データが証明しています。そして喫煙は，生活習慣病の発症と関連の深い習慣であると定義されています。

　ここでは，この全身疾患との関連を，いくつかの視点から，紐解いてみたいと思います。

　厚生省は，平成8年に従来"成人病"と呼んでいた病気を"生活習慣病"と呼ぶように変更しました。

　高血圧や糖尿病などの代表的な生活習慣病の発症には，日々の生活習慣が深くかかわっており，それが長期間にわたると発症の危険性が高まります。

　すなわち，生活習慣病とは"食習慣，運

図表 2-1　生活習慣病の種類

食習慣によるもの
　①インシュリン非依存性糖尿病（成人性糖尿病）
　②肥満症　③高脂血症（家族性を除く）
　④高尿酸血症　⑤循環器疾患（先天性を除く）
　⑥高血圧症　⑦大腸がん（家族性を除く）
　⑧歯周病

運動習慣によるもの
　①インシュリン非依存性糖尿病（成人性糖尿病）
　②肥満症　③高脂血症（家族性を除く）
　④高血圧症

喫煙によるもの
　①肺扁平上皮がん　②循環器疾患（先天性を除く）
　③慢性気管支炎　④肺気腫
　⑤歯周病

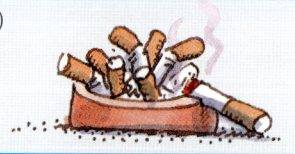

飲酒によるもの
　①アルコール性肝障害

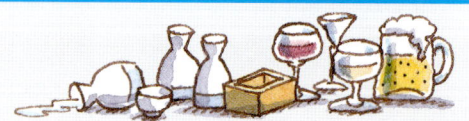

第2章　喫煙はこんなに体に悪い

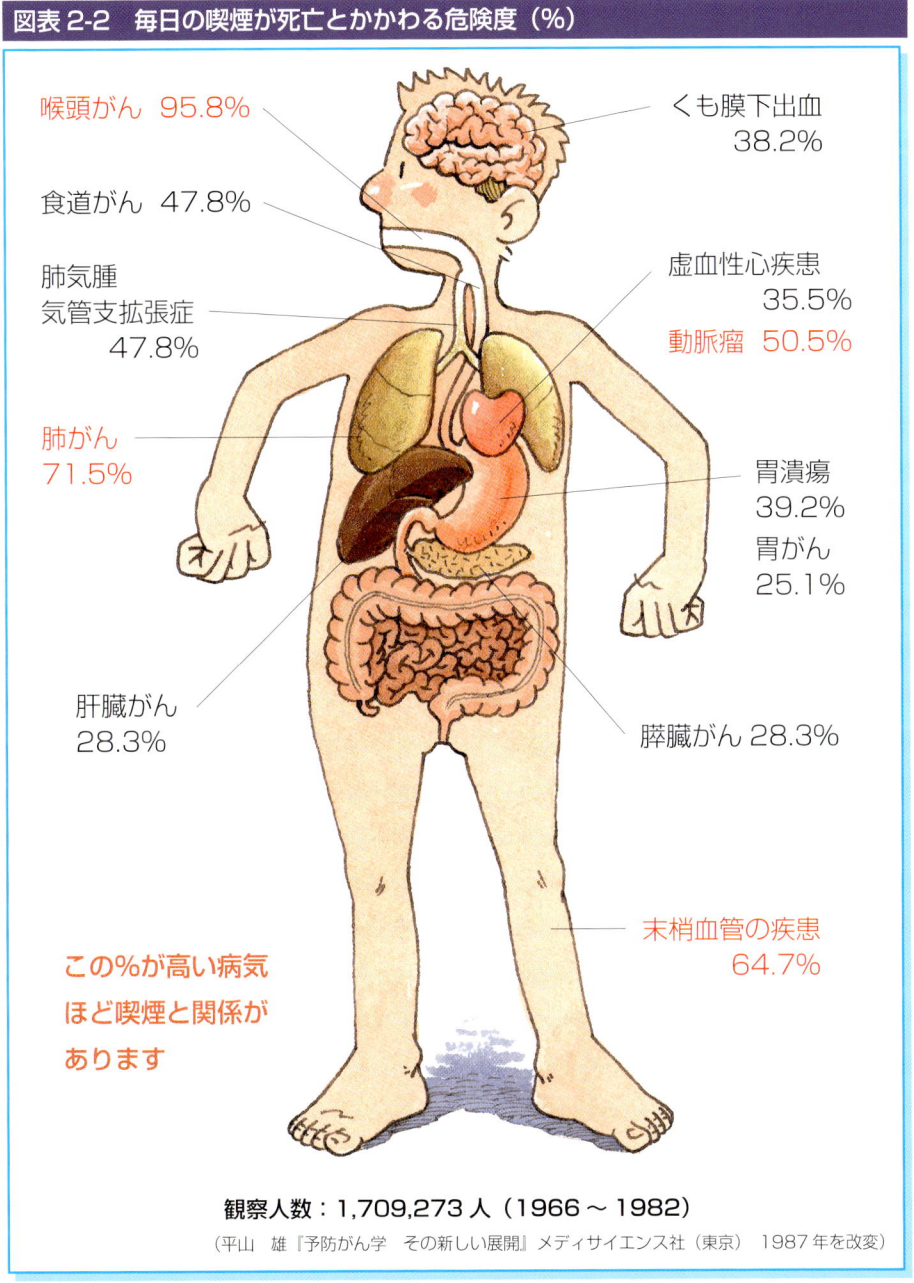

図表2-2　毎日の喫煙が死亡とかかわる危険度（％）

観察人数：1,709,273人（1966〜1982）
（平山　雄『予防がん学　その新しい展開』メディサイエンス社（東京）　1987年を改変）

動習慣，休養・喫煙・飲酒などの生活習慣"がその発症および進行に関与する疾患（病気）群のことをいいます（図表2-1）。

今回注目するのは，その中で喫煙が関与するものです。肺がんや気管支炎は，よく知られていますが，その他にもかかわりの深い病気が多数あります。つまり，毎日の喫煙の積み重ねが，ある種の病気を発症させ，そして，最後には命までを奪う確率を高めていくのです。

では，喫煙と全身の病気との関係は，どのくらい深いものなのでしょうか？

図表2-2を見てみましょう。

喫煙者では，肺や気管支などの呼吸器系や動脈瘤，末梢血管の疾患などの循環器系の疾患にかかって死亡する確率が，非常に高いことがわかります。

BI（ブリンクマン指数）という考え方があります。これは喫煙が人体に与える影響を調べるもので，「1日の平均喫煙量（タバコの本数）×喫煙年数」で計算します。これまで喫煙者の方の吸ったタバコの本数（総量）がわかります。

たとえば，1日30本，20年間吸っている方は30×20＝600となりますが，この数字が400以上だとヘビースモーカーと定義され，病気のリスク（危険）が高くなり，600は肺がんや喉頭がんのリスクが高まるとされています。

すなわち，喫煙を控えること，BIを0とすることで，これらの病気にかかる危険を大幅に減らすことができるのです。

2．喫煙と全身の病気・体への影響

★がんと喫煙

まず，私たちの生命をおびやかすがんと喫煙との関連を見てみましょう。喫煙は，がんにかかる原因の約30％を占めています。すなわち，がん患者の約3人に1人は，喫煙によってがんにかかってしまったともいえます。

そして，喫煙により，全身の各臓器ががんにかかる危険性が高まります（図表2-2）。図表2-3からは，その中でも，私たちの口の中の，空気やタバコの煙の入り口である喉頭部のがんでの死亡率が，圧倒的に高いことがわかります。

また，その先の肺や食べ物の入り口である咽頭や食道，それらの大もとである口腔（口の中）のがんが死亡原因であるケースも多いようです。さらに，いくつかのがんにかかる「多重がん」にかかる方もいます。

★呼吸器系疾患と喫煙

喫煙により慢性気管支炎，肺気腫などの慢性の閉塞性の肺疾患の危険が増し，咳が止まらなくなったり，呼吸が苦しくなったりします。気管支や肺の変化は，タバコの害を示す上でよく紹介されます（図表2-4）。

★循環器系疾患と喫煙

喫煙により，全身の動脈血管の硬化が起こりやすくなり，それらが詰まったり，破裂したりすることにより，心筋梗塞や狭心症などの虚血性心疾患や大動脈瘤，末梢血管閉塞症，クモ膜下出血，脳血栓症などが引き起こされます。

これらは，みなさんも命を危険にさらす疾患としてご存知だと思います。また，生活習慣病のひとつである高血圧症がその背景にあると，さらに発症の危険性は高まります。

★歯周病と喫煙

近年，歯科の疾患である歯周病も，喫煙が関与して起こる生活習慣病といわれるようになりました。

詳細は後のページにゆずりますが，簡単にいうと，タバコの煙の中の有害物質が歯茎などの免疫抵抗力を落として，歯周病にかかりやすくし，すでにかかっている場合は，症状をさらに重篤な状態にしてしまうのです。

★急性症状と喫煙

以上のような徐々に発症，進行していく病気だけでなく，喫煙時にすぐに発現してくる急性症状も知られています。これらは，タバコの煙の中の有害物質が，比較的すみやかに体に影響するために生じます（図表2-5）。

★その他の喫煙による影響

その他にも，喫煙により歯が汚くなったり，味覚や嗅覚が鈍くなり，食事がまずくなったり，タバコの臭いが髪や服，部屋に染みついたりします。しかし，これらを不快と感じるかどうかは個人差がある

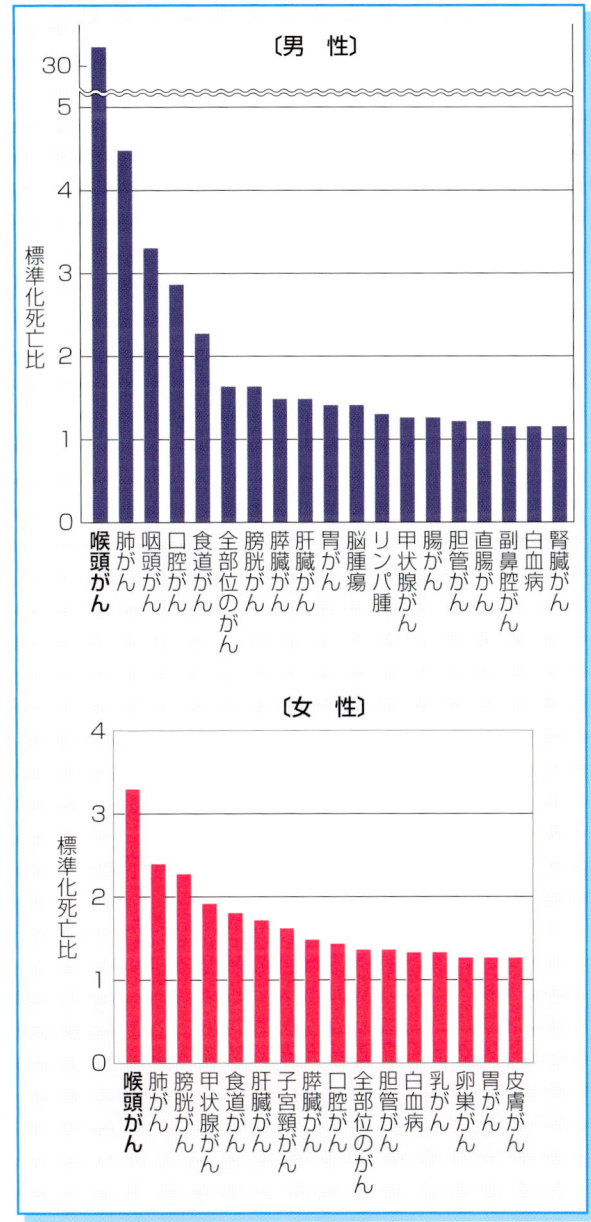

図表2-3　男女別のがんの種類別死亡率

（『喫煙と健康―喫煙と健康問題に関する報告書―』平成5年，保健同人社）

と思われます。女性の方ではとくに心配ですが，喫煙により，年齢よりも顔のしわが増えたり，頬のあたりの肉が少なくなってこけて見える"スモーカーズフェイス"と

図表 2-4　タバコによる肺表面の変化

65歳女性，非喫煙者
夫も非喫煙者

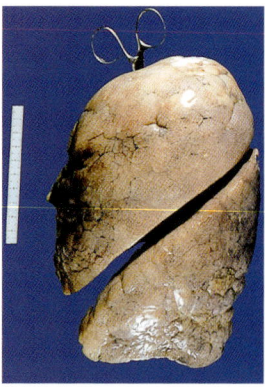

〈きれいな肉色の正常な肺〉

75歳女性，非喫煙者
夫がヘビースモーカー

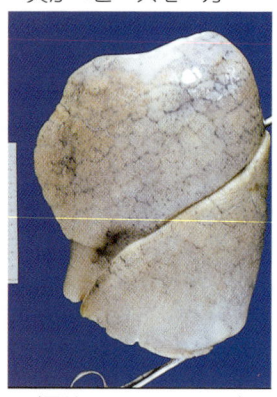

〈黒線はススやタール〉

70歳男性，1日10本
50年間喫煙

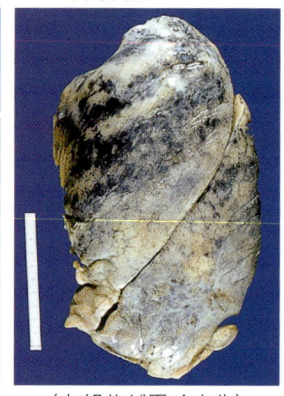

〈大部分が黒く変化〉

70歳男性，1日60本
55年間喫煙

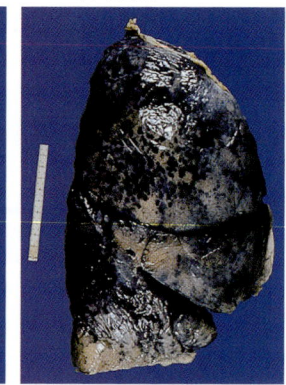

〈すべて真っ黒！〉

（写真提供／呉羽内科医院・水上陽真氏）

図表 2-5　喫煙で生じる急性症状

- ●呼吸器系：咳・痰などの呼吸器症状，呼吸機能障害（息切れなど）
- ●循環器系：血圧上昇，心拍数増加，末梢血管収縮・循環障害（手足・足先のしびれ感・冷感，肩こり，首のこり，まぶたの腫れなどの症状）
- ●消化器系：食欲低下，口臭，その他の消化器症状
- ●中枢神経・感覚器系：知的活動能低下，睡眠（就眠）障害
- ●全身症状：健康水準の低下，体重減少

図表 2-6　スモーカーズフェイスはこんな状態

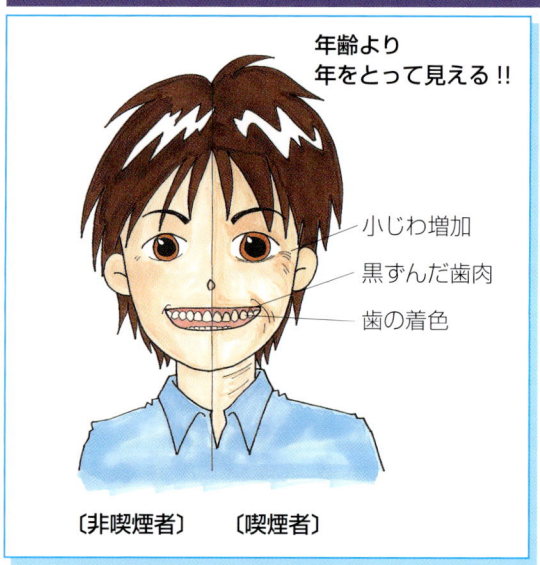

呼ばれる顔つきになることも知られています（図表2-6）。

このように，喫煙者の大半の方は，肌が老化したり（図表2-7），歯肉が黒くなったり（図表2-8）という，体への有害性や社会問題などを知り，気にしつつも，その習慣を続けているのが現状であると思われます。

＜参考資料＞

・厚生労働省の最新タバコ情報 http://www.health-net.or.jp/tobacco/front.html

・最新情報は下記を参照。厚生労働省．たばこと健康に関する情報ページ．https://www.mhlw.go.jp/stf/seisakunitsuite/bunya/kenkou_iryou/kenkou/tobacco/index.html

図表 2-7　女性喫煙者は肌の老化がすすむ

＜喫煙＞5歳以上も肌が"老化"　ポーラが女性30万人調査

　たばこを吸う女性は吸わない女性に比べ，5歳以上も肌が"老化"している――ポーラ化粧品本舗（東京都品川区）が，20〜70代の約30万人の女性の肌状態と喫煙の関係を調べ，こんな結果がでた。喫煙が肌に及ぼす影響をこれほど大規模に調べた例は，世界でも少ない。喫煙は美肌を目指す人にとって，やはり大敵のようだ。

　昨年6月〜今年5月，全国の訪問販売先や店頭などで，同意を得て皮膚表面の角質層を採取。同時に喫煙状況も尋ねた。喫煙者は全体の約23％で，20代が最も多かった。

　同社によると，しみ，くすみなどの原因となる細胞中のメラニン量は加齢とともに増えるが，状態の良い肌は量が少なく，分布も均一。逆に色むらが目立ちくすんで見える肌はメラニン量が多いうえ，細胞によるバラつきも大きいという。

　同社は採取した細胞中のメラニンを染色して300倍に拡大し，含有量を3段階で数値化。この結果を，喫煙者と非喫煙者に分けて年齢別に集計したところ，明確な差異が表れた。年齢別の平均メラニン量は，吸い始めて間もない20歳では大差ないが，以後は全年齢で喫煙者の方が1〜2割程度多く，ほぼ5歳上の非喫煙者のメラニン量に相当。吸わない人より「肌年齢」が5歳老けている状態だった。

　更に，紫外線によく当たる生活をしているか否か，という条件を加えて分析すると「よく当たりたばこも吸う」人と「あまり当たらずたばこも吸わない」人の肌年齢の差は10歳以上に広がった。

　原因について同社は「メラニンの生成や着色を抑えるビタミンCが，喫煙によって破壊されるためと考えられる」と分析。「肌の潤いを示す保水力も喫煙者の方が少なかった。一般に『喫煙は肌に悪い』と言われてきたことを，データで立証できたのではないか。肌の衰えが気になる喫煙者は，まずはたばこを控えた方が良い」と話している。【國保環】

（毎日新聞）　2005年9月14日16時45分更新

図表 2-8　歯肉のスモーカーズメラノーシス

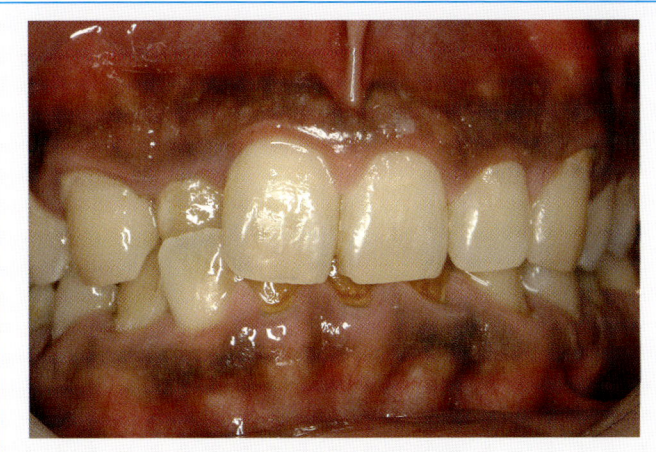

喫煙者の歯肉が黒ずむ現象

3. 喫煙と死亡率

WHOの推計によると，日本でのタバコが原因と考えられる死亡者の数は，平成12年（2000年）では男性90,000人，女性24,200人です。この数は，残念なことに増加する傾向があります（図表2-9）。

そして，何よりこのグラフから考えさせられるのは，この数字は過去約20～30年間喫煙してきた結果，病気になって亡くなってしまった方の数であるので，現在吸っている方もしくは吸い始めた方は含まれておらず，現在の喫煙者の方もこの先タバコと関連した病気で死亡する可能性が強い，という事実なのです。

現在，日本では比較的若い年齢層の女性の喫煙人口が増えています（10～11ページ参照）。よって統計学的に考えれば，今後女性のタバコと関連した病気による死亡率がより高まる傾向になることも予測されます。

同じく2008年の統計では，能動喫煙が原因の死亡数は年間約13万人（図表2-10），受動喫煙が原因の死亡数は年間約6,800人という結果が出ています（図表2-11）。しかし，先に述べた喫煙者（能動喫煙者）・受動喫煙者を減少させることが成功すれば，死亡数の減少効果が得られるとされています（図表2-12, 13）。

タバコと関連する病気はさまざまなものがあります（図表2-14）。最近では、メタボリックシンドロームとの関連も報告されるようになりました（図表2-15）。

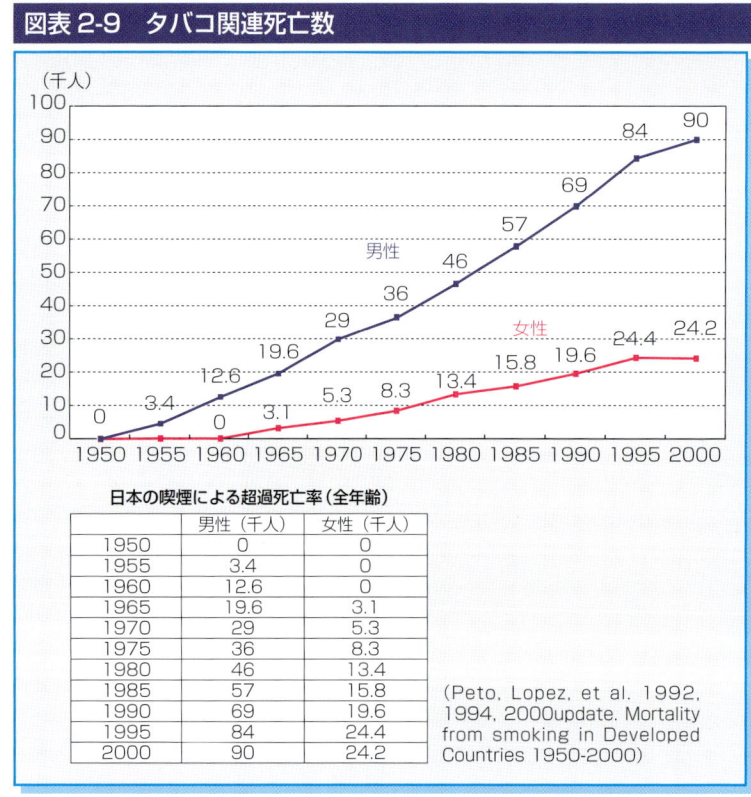

図表2-9 タバコ関連死亡数

日本の喫煙による超過死亡率（全年齢）

	男性（千人）	女性（千人）
1950	0	0
1955	3.4	0
1960	12.6	0
1965	19.6	3.1
1970	29	5.3
1975	36	8.3
1980	46	13.4
1985	57	15.8
1990	69	19.6
1995	84	24.4
2000	90	24.2

(Peto, Lopez, et al. 1992, 1994, 2000update. Mortality from smoking in Developed Countries 1950-2000)

第2章　喫煙はこんなに体に悪い

図表 2-10　能動喫煙（1次喫煙）が原因の死亡数は年間約 13 万人

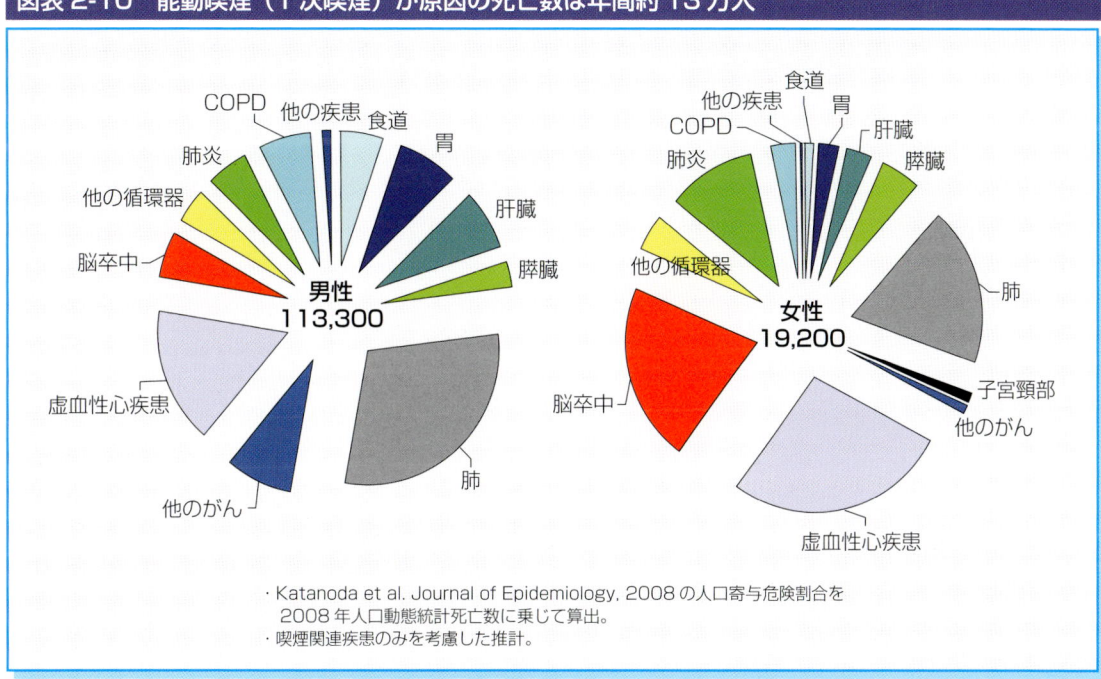

- Katanoda et al. Journal of Epidemiology, 2008 の人口寄与危険割合を2008年人口動態統計死亡数に乗じて算出。
- 喫煙関連疾患のみを考慮した推計。

（（独）国立がん研究センター：喫煙による健康被害の実態とたばこ対策の疾病減少効果より）

図表 2-11　受動喫煙（2次喫煙）が原因の死亡数

受動喫煙が原因の死亡数は年間約 6,800 人

疾　　患	曝露場所	人口寄与危険割合[*1] 男性	人口寄与危険割合[*1] 女性	受動喫煙起因年間死亡数[*2] 男性	受動喫煙起因年間死亡数[*2] 女性
肺がん	家庭	0.4%	6.2%	201	1,131
肺がん	職場	0.9%	1.9%	448	340
虚血性心疾患	家庭	0.5%	4.8%	206	1,640
虚血性心疾患	職場	3.2%	4.3%	1,366	1,471

合計すると　男性 2,221 人（うち職場 1,814 人），女性 4,582 人（うち職場 1,811 人）

[*1] 相対リスクは Taylor R et al. Aust N Z Public Health 2001；25(3)203-11；Merletti F et al. Med Lav 1998;89(2):149-63；Law MR et al. BMJ 1997;315(7114):973-80;Wells AJ. J Am Coll Cardiol 1998;31(1):1-9) に基づく。曝露割合は林謙治.「未成年の喫煙および飲酒行動に関する全国調査（確定版）」総括研究報告書. 厚生労働省科学研究補助金健康科学総合研究事業, 2005.（非喫煙者内）に基づく。
[*2] 2008年人口動態統計死亡数に基づく。出典；片野田ら. 厚生の指標, 2010.

（（独）国立がん研究センター：喫煙による健康被害の実態とたばこ対策の疾病減少効果より）

図表 2-12 喫煙率減少による死亡減少効果

2017年の男性喫煙率のシナリオ	10年間（2007-2017年）の累積回避死亡数*		20年間（2007-2027年）の累積回避死亡数*	
	肺がん	全がん	肺がん	全がん
30%になった場合	1,500	3,100	7,200	14,000
20%になった場合	8,400	17,700	44,100	86,400
10%になった場合	17,100	35,700	80,600	157,500
0%になった場合	32,200	67,100	125,500	243,800

* 喫煙率年1％減少シナリオとの死亡数の差の合計
出典：片野田耕太．厚生労働科学研究費補助金第3次対がん総合戦略研究事業
「効果的な禁煙支援法の開発と普及のための制度化に関する研究」平成19年度報告書（一部改変）

（(独)国立がん研究センター：喫煙による健康被害の実態とたばこ対策の疾病減少効果より）

図表 2-13 受動喫煙防止の法制化により喫煙関連疾患が減少する

No.	著者	発行年	受動喫煙防止法・条例	研究方法	*急性冠症候群
1	Alsever RN	2009	アメリカ，コロラド州プエブロ市	規制の前後＆対象集団との比較（36ヵ月）	41％減少
2	Gesaroni	2008	イタリア	喫煙規制の前後比較	7.9％減少
3	Lemstra M	2008	カナダ，サスカツーン市	喫煙規制の前後比較	13％減少
4	Vasselli S	2008	イタリア	喫煙規制の前後比較	13.1％減少
5	Pell JP	2008	イギリス，スコットランド	喫煙規制の前後比較	17％減少
6	Khuder SA	2007	アメリカ，オハイオ州ボーリンググリーン市	喫煙規制の前後比較	39％減少
7	Juster HR	2007	アメリカ，ニューヨーク州	喫煙規制の前後比較	8％減少
8	Seo DC	2007	アメリカ，インディアナ州モンロー郡	規制の前後＆対象集団との比較	58％減少
9	Bartecchi C	2006	アメリカコロラド州プエブロ市	規制の前後＆対象集団との比較（16ヵ月）	27％減少
10	Barone-Adosi FL	2006	イタリア	喫煙規制の前後比較	11％減少
11	Sargent RP	2004	アメリカ，モンタナ州ヘレナ市	規制の前後＆対象集団との比較	40％減少
12	Meyers DG	2009	11論文のメタアナリシス**		17％減少
13	Lightwood JM	2009	10論文と2学会発表のメタアナリシス		17％減少

大和浩．厚生労働科学研究費補助金第3次対がん総合戦略研究事業「効果的な禁煙支援法の開発と普及のための制度化に関する研究」平成21年度報告書

● 個人レベルでの曝露除去ではなく，集団レベルでの曝露除去対策の効果

*急性冠症候群：不安定狭心症，急性心筋梗塞，急性心不全，心臓突然死などのこと
**過去に行われた複数の研究結果を統合し，より信頼性の高い結果を求めること

（(独)国立がん研究センター：喫煙による健康被害の実態とたばこ対策の疾病減少効果より）

第2章 喫煙はこんなに体に悪い

図表2-14 喫煙の健康への影響のまとめ

		喫煙者自身への影響		受動喫煙の影響
		急性影響／症状／機能	慢性影響／疾患	
胎　児				流産, 早産, 死産, SFD児（低体重児）
新生児・乳児				新生児死亡, 肺炎
幼　児				喘息様気管支炎
学　童		咳・痰などの呼吸器症状		
成　人	呼吸器系	咳・痰などの呼吸器症状, 呼吸機能障害	慢性気管支炎, 肺気腫	呼吸機能障害（慢性気管支炎・肺気腫）
	循環器系	血圧上昇, 心拍数増加, 末梢血管収縮, 循環障害, 手足・足先のしびれ感・冷感, 肩こり, 首のこり, まぶたの腫れなどの症状	虚血性心疾患	虚血性心疾患
	消化器系	食欲低下	胃・十二指腸潰瘍	
	ガ　ン		肺ガン, 口腔ガン, 喉頭ガン, 食道ガン, 胃ガン, 肝臓ガン, 膵臓ガン, 腎盂ガン, 膀胱ガン, 子宮頸ガン	肺ガン（副鼻腔ガン）
	全身影響	健康水準の低下	寿命短縮	

（冨永祐民『我が国における今後の喫煙対策のあり方に関する研究, 昭和60年度健康づくり等調査研究』（財）健康・体力作り事業財団, p3, 1986）

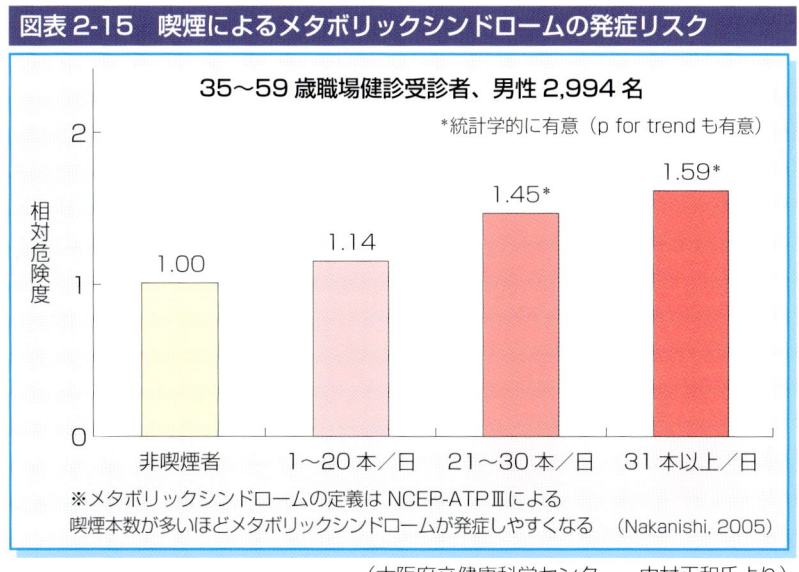

図表2-15 喫煙によるメタボリックシンドロームの発症リスク

35～59歳職場健診受診者、男性2,994名

*統計学的に有意（p for trendも有意）

相対危険度

- 非喫煙者: 1.00
- 1～20本／日: 1.14
- 21～30本／日: 1.45*
- 31本以上／日: 1.59*

※メタボリックシンドロームの定義はNCEP-ATP IIIによる
喫煙本数が多いほどメタボリックシンドロームが発症しやすくなる

(Nakanishi, 2005)

（大阪府立健康科学センター　中村正和氏より）

4. タバコに含まれる有害物質

では、タバコにはどんな物質が含まれているのでしょうか？

タバコの煙の中には、約4000種類の化学物質が含まれています。そのうちの、約200種類が有害物質で、ニコチン、タール、一酸化炭素が3大有害物質といわれています（図表2-16）。

その中で、喫煙における薬物依存効果を担うのは、ニコチンです。後で詳しく解説しますが、タバコをやめられないのは、ニコチンによる中毒なのです。これは、ニコチン◯◯gというタバコケースの表記からもうかがえるように、俗にいうタバコの強さの指標にもなっている物質です。

5. 受動喫煙の恐怖〜大事な家族の命をちぢめる〜

図表2-17 喫煙するのは喫煙者だけではない

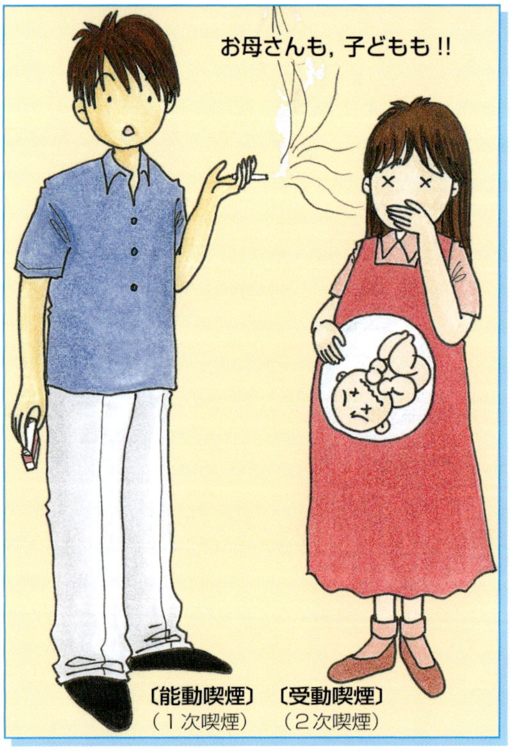

お母さんも、子どもも!!

〔能動喫煙〕（1次喫煙）　〔受動喫煙〕（2次喫煙）

★受動喫煙とは？

喫煙者自身の喫煙を能動喫煙（1次喫煙）と呼ぶのに対し、タバコを吸っている人の近くで、吸わない人がその煙を吸い込むことを受動喫煙（2次喫煙）または間接喫煙などといいます（図表2-17）。

公共の場での喫煙に対する風当たりが年々厳しくなっている理由には、この受動喫煙のもたらす多くの弊害が明らかになってきたこともあります。

タバコの煙には、主流煙と副流煙があります。一般に、喫煙者がフィルターを通して吸い込む白い煙が主流煙、タバコを灰皿に置いたときに、先端部から立ちのぼる淡い青紫色の煙が副流煙となります（図表2

第2章　喫煙はこんなに体に悪い

図表2-16　タバコの煙に含まれる有害物質

気相に含まれる有害物質

有害物質	生物活性	1本あたりの収量
ジメチルニトロソアミン	がん原物質	1〜200ng
エチルメチルニトロソアミン	がん原物質	0.1〜10ng
ジメチルニトロソアミン	がん原物質	0〜10ng
ニトロソピロリジン	がん原物質	2〜42ng
他のニトロソアミン（4種）	がん原物質	0〜20ng
ヒドラジン	がん原物質	24〜43ng
塩化ビニール	がん原物質	1〜16ng
ウレタン	腫瘍発生物質	10〜35ng
ホルムアルデヒド	線毛傷害物質, 発がん協力物質	20〜90μg
シアン化水素	線毛傷害物質, 毒性物質	30〜200μg
アクロレイン	線毛傷害物質	25〜140μg
アセトアルデヒド	線毛傷害物質	18〜1400μg
窒素酸化物（NOx）	毒性物質	10〜600μg
アンモニア	毒性物質？	10〜150μg
ピリジン	毒性物質？	9〜93μg
一酸化炭素	毒性物質	2〜20mg

粒子相に含まれる有害物質（タールの成分も含まれる）

有害物質	生物活性	1本あたりの収量
ベンツピレン	腫瘍発生物質	8〜50ng
5-メチルクリセン	腫瘍発生物質	0.5〜2ng
ベンツフルオランセン	腫瘍発生物質	5〜40ng
ベンツアントラセン	腫瘍発生物質	5〜80ng
他の多環芳香炭水化物（20種以上）	腫瘍発生物質？	？
ジベンズアクリジン	腫瘍発生物質	3〜10ng
ジベンズカルバゾル	腫瘍発生物質	0.7ng
ピレン	発がん協力物質	50〜200ng
フルオランセン	発がん協力物質	50〜250ng
ベンツペリレン	発がん協力物質	10〜60ng
他の多環芳香炭水化物（10種以上）	発がん協力物質？	？
ナフタレン	発がん協力物質	1〜10μg
1-メチルインドール	発がん協力物質	0.3〜0.9μg
9-メチルカルバゾール	発がん協力物質	0.005〜0.2μg
他の中性化合物	発がん協力物質	？
カテコール	発がん協力物質	40〜460μg
3&4-メチルカテコール	発がん協力物質	30〜40μg
他のカテコール（4種以上）	発がん協力物質	？
未知のカテコール，酸	発がん協力物質	？
N-ニトロソノルニコチン	がん原物質	100〜250ng
他の非揮発性ニトロソアミン	がん原物質	？
β-ナフチラミン膀胱	がん原物質	0〜25ng
他の芳香アミン	膀胱がん原物質	？
未知の窒素化合物	がん原物質	？
ポロニウム-210	がん原物質	0.03〜1.3pCi
ニッケル化合物	がん原物質	10〜600ng
カドミウム化合物	がん原物質	9〜70ng
ヒ素	がん原物質	1〜25μg
ニコチン	毒性物質	0.1〜2.0mg
その他のタバコアルカノイド	毒性物質	0.01〜0.2mg
フェノール	線毛傷害物質	10〜200μg
クレゾール（3種）	線毛傷害物質	10〜150μg

Wynder, E. L. and Hoffmann, D.:Tobacco and health : A social Challenge. N. Engl. J. Med., 300（16）: 894, 1979（ng：100万分の1mg、μg：1000分の1mg、pCi：ラジウム10億分の1gあたりの放射能）（一部省略）

-18)。

　主流煙には200種類を超える有害物質が含まれますが、実は、副流煙のほうが、それらの有害物質の濃度が高いことが知られているのです（図表2-18, 19）。発がんに関係する物質であるベンツピレンを例にとると、副流煙のほうが4倍近く含まれていることになります。同じくジメチルニトロサミンは20倍！です。

　通常、タバコをくゆらしているときには、副流煙のほうが、周りに多く流れていきます。これを、他の人が吸い込み、受動喫煙を行うことになるのです。よって、受動喫煙の体に対する影響は重大です。

　喫煙者にとって、喫煙が"緩やかな自殺である"とするならば、この副流煙を発生させる行為は"緩やかな無差別殺人である"といえるのです。

　近年、3次喫煙という言葉も登場してきました。狭い場所で喫煙すると髪や衣類に大量に煙の粒子が付着し、その粒子から、ベンゼン（これが5つ結合したものがベンツピレン）やホルムアルデヒドなど、ガス状の有害物質が長時間にわたり揮発します。この残留したタバコ成分を周囲の人が吸い込むことをいいます。その影響についての研究は少ないようですが、健康への影響があることが考えられています。

　喫煙者の方にとっては、いささか厳しい話になってきましたが、次に具体的に受動喫煙の体に及ぼす影響について述べます。

図表2-18　タバコの煙には主流煙と副流煙がある

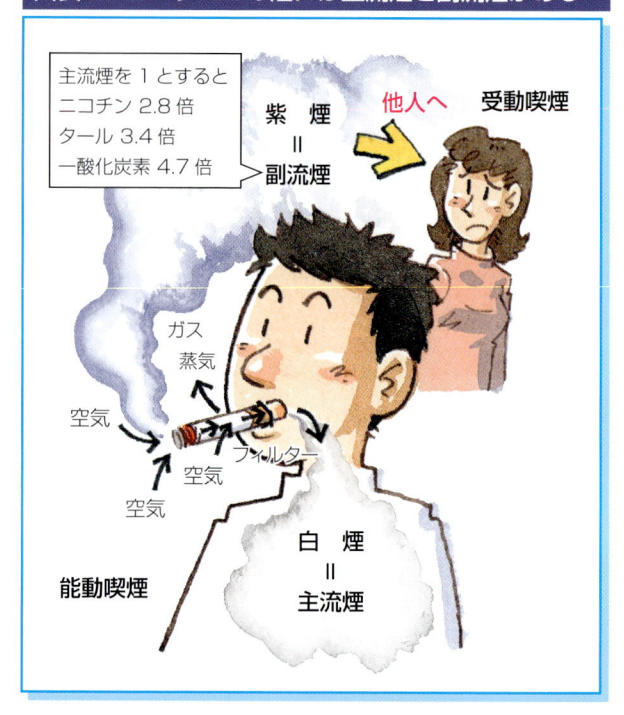

主流煙を1とすると
ニコチン 2.8倍
タール 3.4倍
一酸化炭素 4.7倍

図表2-19　タバコの煙の中の発がん物質の量

ng/本

主流煙	有害物質名	副流煙
20〜40	ベンツピレン(ベンゾピレン)	68〜136
5.7〜43	ジメチルニトロサミン	680〜823
0.4〜5.9	メチルエチルニトロサミン	9.4〜30
1.3〜3.8	ジエチルニトロサミン	8.2〜73
100〜550	N-ニトロソノルニコチン	500〜2750
5.1〜22	ニトロソピロリジン	204〜387
1700	キノリン	18000
32	ヒドラジン	96
1.7	2-ナフチルアミン	67
160	O-トルイジン	3000

(Stock,S.L;Lancet,Nov.15;1082,1980より抜粋)

★受動喫煙により高まる病気の危険性

　受動喫煙の影響には、肺がんや気管支炎、

肺気腫などの呼吸器疾患，虚血性心疾患などの循環器疾患，膵臓がんなどの消化器疾患，さらに女性では流産，低体重児出産，奇形，周産期合併症の危険性の増加などがあります（図表2-14）。

これをもう少し具体的に見ていくことにしましょう。

夫が喫煙している場合の妻の肺がんでの死亡率に関して，夫・妻とも吸わない場合の値を「1」とすると，夫が1日20本以上吸う場合，非喫煙者の妻の肺がんでの死亡率は2倍近くになります（図表2-20）。また，家族に1日20本以上の喫煙者がいた場合，3歳児が喘息様気管支炎にかかる確率は，2倍になります（図表2-22）。

さらに，成人前に家族に喫煙者がいた場合，自分が成人して吸うようになった時に膵臓がんにかかる危険性は，吸わない場合と比較して約4倍から9倍に達することもわかっています。

これは、子供の頃からタバコの煙にさらされていると，発がんの引き金が引かれる時期が，より早まることを意味します。すなわち，喫煙者のいる家庭では，現在もしくは将来にわたって，家族ががんなどの病気になる確率が，かなり高くなるといえるのです。

喫煙は、非喫煙者にとっては"けむい""臭い"などの理由から敬遠されがちですが，それだけでなく，他人の健康をも脅かしているのです。よって喫煙者は，自分の健康のためにも，そして家族や愛する人たちのためにも，積極的に禁煙を考えるべきなのです。

図表2-20　夫の喫煙と妻の肺がん死亡率

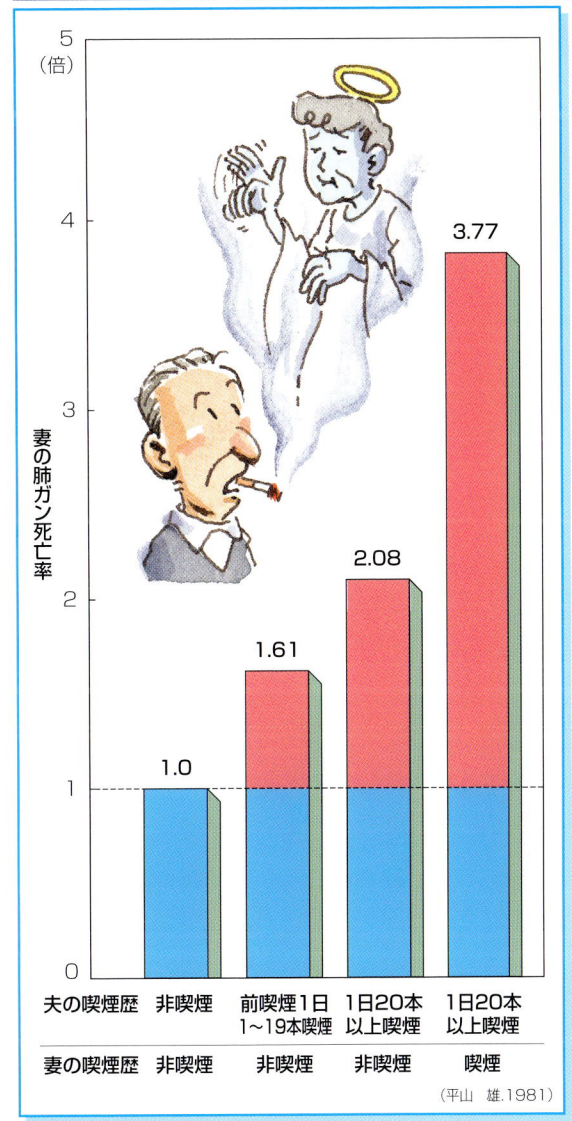

夫の喫煙歴	非喫煙	前喫煙1日1～19本喫煙	1日20本以上喫煙	1日20本以上喫煙
妻の喫煙歴	非喫煙	非喫煙	非喫煙	喫煙
妻の肺ガン死亡率（倍）	1.0	1.61	2.08	3.77

（平山　雄.1981）

図表 2-21　夫の喫煙状態と禁煙女性の肺腺がんへの影響

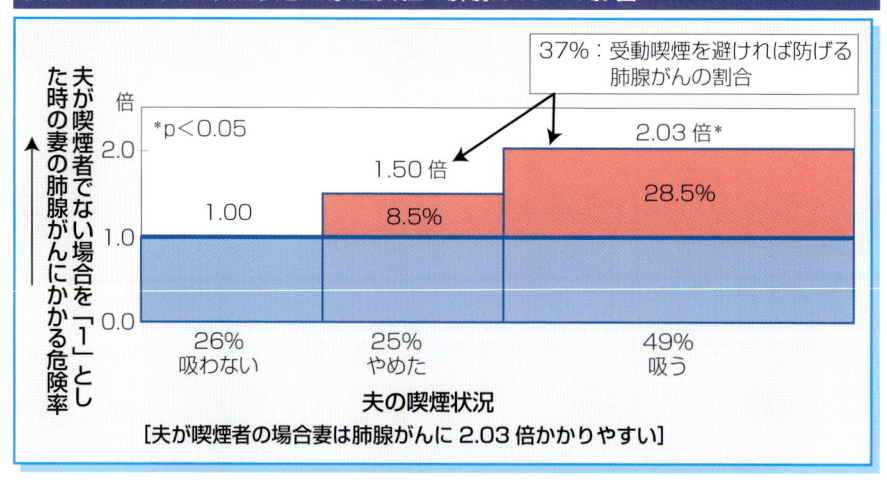

夫が喫煙者でない場合を「1」とした時の妻の肺腺がんにかかる危険率（倍）

- *p＜0.05
- 37%：受動喫煙を避ければ防げる肺腺がんの割合

夫の喫煙状況	吸わない	やめた	吸う
割合	26%	25%	49%
危険率	1.00	1.50倍（8.5%）	2.03倍*（28.5%）

［夫が喫煙者の場合妻は肺腺がんに2.03倍かかりやすい］

図表 2-22　家族の喫煙と3歳児の喘息様気管支炎

1日20本以上の喫煙者がいる場合、3歳児は喘息様気管支炎に2倍かかりやすい

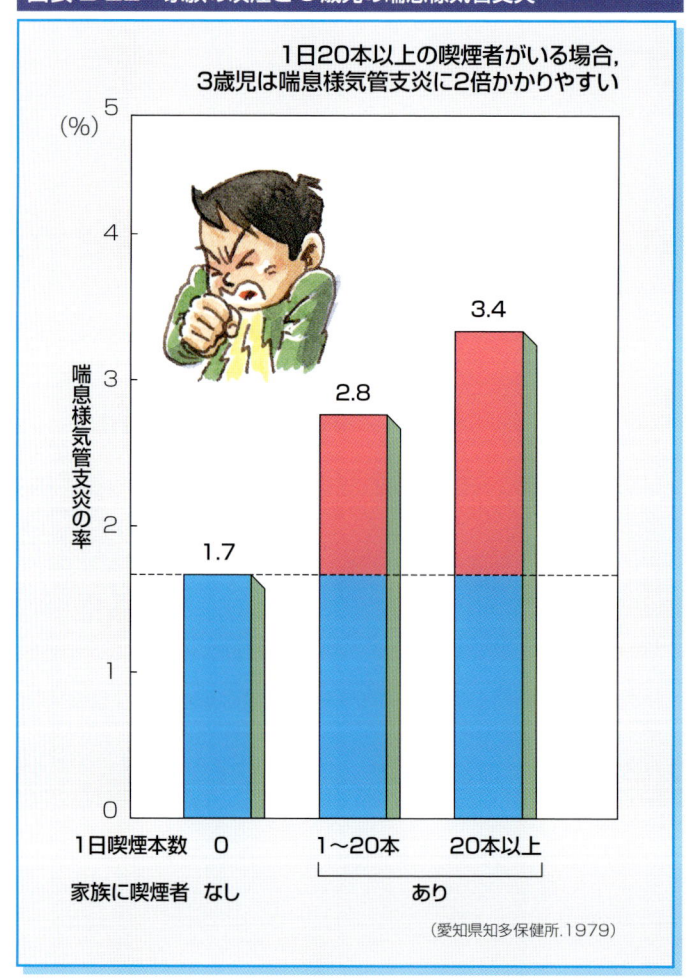

喘息様気管支炎の率（%）

1日喫煙本数	0	1～20本	20本以上
家族に喫煙者	なし	あり	あり
率	1.7	2.8	3.4

（愛知県知多保健所．1979）

6. 喫煙による社会コストとタバコによる経済メリットのバランス

　少し古いデータですが，タバコの税収などで得られる経済的なメリットよりも，喫煙による病気に対する医療費や，仕事を休まなければならなくなる損失，早世による損失，火災などの損失やタバコの汚れによる清掃費などを比較すると，およそ2.6倍であるとの報告があります（図表2-23）。

　タバコの税収問題がよく取りざたされますが，国民の健康を害することを考えれば，本来は必要がない税収であると考えられます。

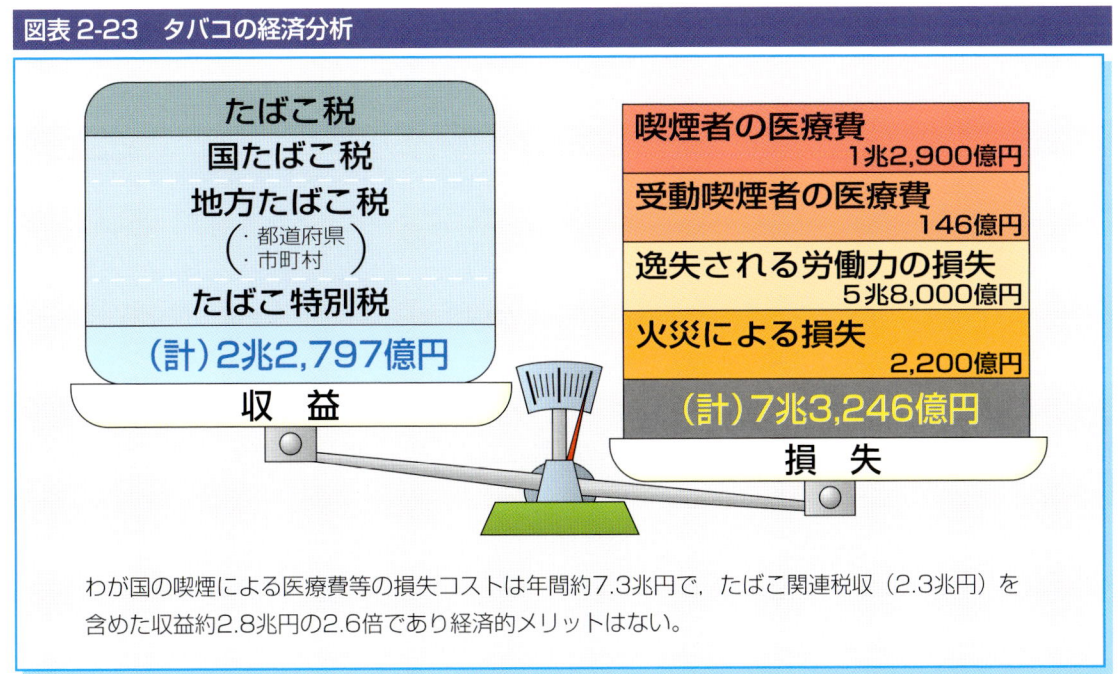

図表2-23　タバコの経済分析

収益側
- たばこ税
- 国たばこ税
- 地方たばこ税（・都道府県 ・市町村）
- たばこ特別税
- （計）2兆2,797億円

損失側
- 喫煙者の医療費　1兆2,900億円
- 受動喫煙者の医療費　146億円
- 逸失される労働力の損失　5兆8,000億円
- 火災による損失　2,200億円
- （計）7兆3,246億円

わが国の喫煙による医療費等の損失コストは年間約7.3兆円で，たばこ関連税収（2.3兆円）を含めた収益約2.8兆円の2.6倍であり経済的メリットはない。

（医療経済研究機構：たばこ税増税の効果・影響等に関する調査報告書：2002）
（2002年以降の情報は厚生労働省．喫煙と健康 喫煙の健康影響に関する検討会報告書．2016．を参照）

第3章

喫煙はお口の健康にこんな悪影響が

図表 3-1　喫煙と関連のある口の中の症状

喫煙の種類	部　位	口の中の病気と症状
能動喫煙 （1次喫煙）	口腔粘膜	口腔がん，白板症，ニコチン性口内炎（喫煙者口蓋） 歯肉のメラニン色素沈着症（スモーカーズメラノーシス） 白色水腫（白色浮腫），慢性肥厚性カンジダ症 扁平苔癬
	歯周組織	歯周病，壊死性潰瘍性歯肉炎
	歯	タバコ色素（タール）沈着，歯の喪失，歯石
	舌	正中菱形舌炎，毛様舌，味覚の減退
	口唇	喫煙者口唇
	その他	口臭，口唇裂，口蓋裂，唾液の性状
受動喫煙 （2次喫煙）	歯周組織	歯肉のメラニン色素沈着症（スモーカーズメラノーシス） 歯周病

（歯科医院における禁煙指導の必要性．埴岡隆他，歯界展望，100巻3号，2002より）

喫煙は，口の中にも数々の問題を引き起こすことが知られています。ある病気を発症させたり，増悪させたり，また治療の効果をじゃましたりするなどさまざまです。

近年，喫煙者自身だけでなく受動喫煙者にも害があることが報告されるようになってきています（図表3-1）。

1. 喫煙による歯の着色

これまでは，喫煙習慣が，自分だけでなく他人の健康を害する可能性を持ち，さまざまな全身疾患の発症や進み具合と関連があることを述べてきました。しかし，喫煙が歯科の疾患とも関連があることは，意外と知られていないようです。

まず，喫煙は歯に色素沈着を促すことが知られています。一昔前の歌にあった"歯の裏真っ黒"という言い回しは，まさにそれを反映した言葉です。これは，私たちが"ヤニ"と呼んでいるタバコの煙の中の成分である，タールなどが歯面に沈着するため起こります（図表3-2）。一度これがついてしまうと，歯ブラシなどではきれいにすることができなくなります。

そして，この沈着が多くなると，歯の表面をざらざらにしたりして，そこに歯周病の原因であるプラークがたまりやすくなります。また，歯の表面だけでなく，喫煙者の歯肉（歯茎）が黒ずんでくるスモーカーズメラノーシスという状態も知られています（図表2-8，33ページ）。

第3章　喫煙はお口の健康にこんな悪影響が

図表3-2　45歳の喫煙者の口の中
(a)　(b)

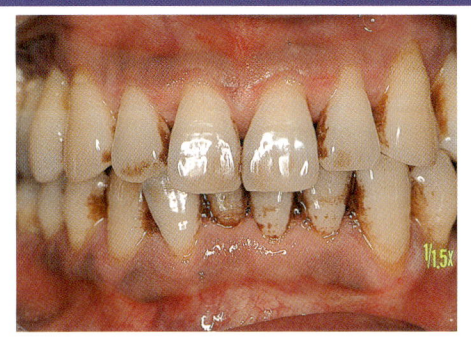

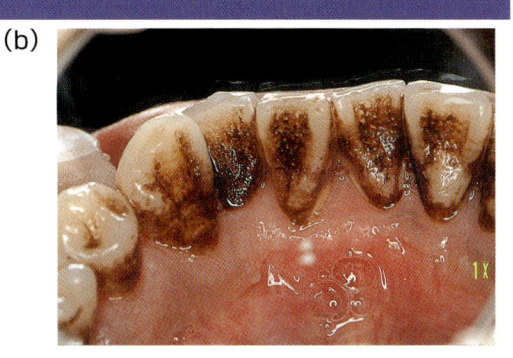

歯の表側（a）や裏側（b）に，こげ茶色のヤニ（タール）が付着しています。
また，向かって左下の歯肉も少し黒ずんでいます。

2. 喫煙と口臭，味覚の減退

　口臭には，生理的口臭，病的口臭，自臭症などがあります。

　生理的口臭は起きがけや，空腹時・緊張時，臭いの強いものを食べたり，お酒を飲んだりしたとき，女性の方は生理のときなどに生じます。

　病的口臭は，口の中の原因ではう蝕（むし歯）や歯周病，全身的には内臓疾患などに伴い生じます。

　自臭症は，実際に口臭がないのに，あるように思い込んでしまうことで，精神的問題が含まれる場合があります。

　喫煙者の独特の口臭は，生理的口臭に含まれます。生理的口臭そのものは，とくに治療すべき問題ではありませんが，気になる方は，きっぱりと禁煙されるか，歯ブラシをていねいにしたり，うがい薬（含嗽剤）を使ったりする方法で改善されます。

　さらに，ヘビースモーカーでは舌の表面の舌苔が付着しやすくなり（図表1-16，25ページ），さらに毛様舌という症状が出ることもあり，これは強い口臭や味覚の減退，障害につながります（図表3-3）。

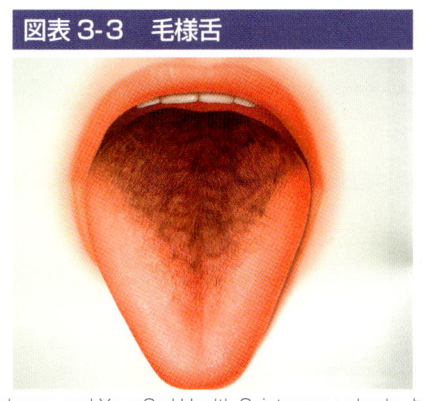

図表3-3　毛様舌

（Tobacco and Your Oral Health Quintessence booksより）
ヘビースモーカーでは，人間の毛髪のようなものが生えてくる場合があります。これは舌乳頭のみにくい過剰発育で，強い口臭の原因にもなります。

47

3. 喫煙と歯周病とのつながり

　喫煙と関係があるとされる口腔内疾患には，歯肉がん，舌がん，頬粘膜がん，そして歯周病があります。

　まずその中で，むし歯とならび歯を失う原因のひとつである，歯周病（歯槽膿漏）と喫煙との関連について考えてみます。

　欧米では，30年以上前から多くの研究者が，喫煙は歯肉がんや歯周病の発症や進み具合と強い関係をもつ危険因子のひとつであることを報告してきました。そのような背景を受けて，喫煙習慣を口腔衛生の重要な問題として取り上げ，現在では歯科医院で治療を受ける患者さんには，禁煙をすすめる所が増えています。このことは，海外よりも喫煙人口が多い傾向にある日本でより大きな課題であるといえます。

　喫煙は，私たちの口の中にいったい何をもたらすのでしょうか？

★喫煙で口の中に生じる症状

　通常，吸い込まれたタバコの煙は，歯や口の中の粘膜，そして歯茎に触れながら，気管へ，肺へと，吸い込まれていきます。よって，口の中のさまざまな組織は，できたてのタバコの煙が初めて触れる部分である，といってもよいでしょう。それゆえ，この煙は周囲の組織にさまざまな影響を及ぼす，と考えられます。

図表3-4　歯周病と喫煙との関係

喫煙は——
- 歯に汚れをつけやすくする
- 歯周病にかかる確率を高める
- 歯周病をより進行させる
- 歯周病の本当の病態を隠す
- 治療した場所の治り方を遅らせる

　次に，歯周病との関連について解説します（図表3-4）。前述のように，歯にタールが沈着すると，表面がざらざらして歯にプラークがつきやすくなります。とくに，歯と歯の間にタールがこびりついてしまうと，歯ブラシではとれなくなってしまいます。この歯についたプラークは歯石になります。

　また，喫煙者では，非喫煙者と比較すると，歯周病にかかる危険性が高まるとともに，すでに歯周病にかかってしまっている人は，その症状がより進行し，重篤になりやすいのです（図表3-5）。場合によっては，気づいた時には手遅れで歯が抜け落ちることもあります（図表3-6）。

　これらの喫煙者，非喫煙者で，歯周病の病気の状態に差があるという結論は，1980年代に行われた多くの調査研究の結果にもとづいているのです。図表3-7に，その

第3章　喫煙はお口の健康にこんな悪影響が

図表3-5　タバコを吸わない健康な人の口の中（a）と30年間タバコを吸っていた人の口の中（b）の比較

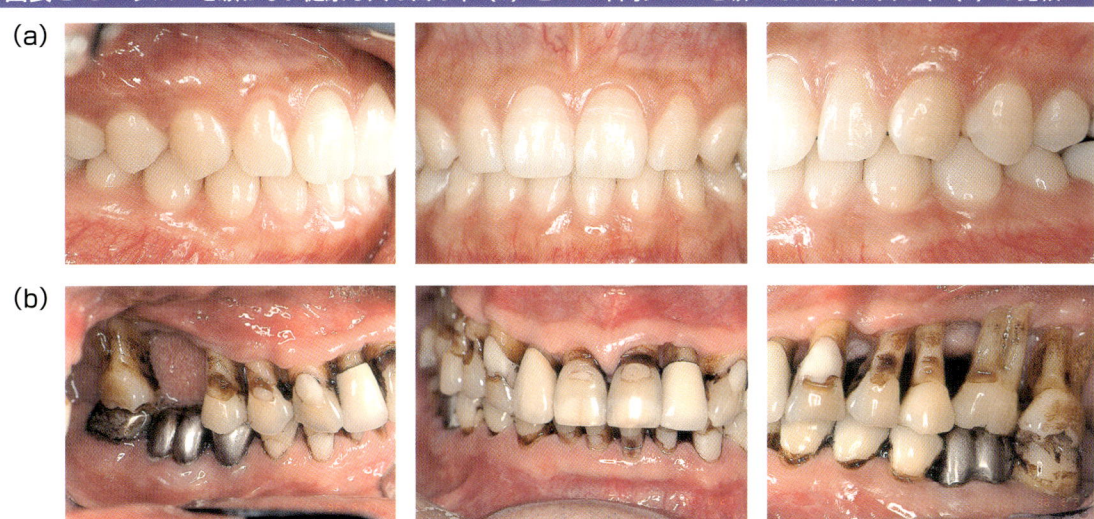

(a)

(b)

（b）のほうは，歯茎が下がり，歯の根が出てきています。歯の周りの歯茎も少し盛り上がり，歯の揺れもあります。これは重度の歯周病によるものです。

図表3-6　歯周病により歯が抜け落ちた例（喫煙者）

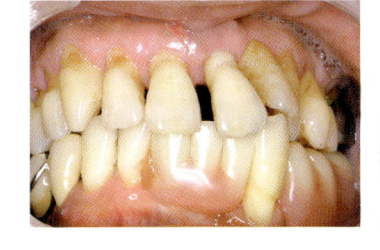

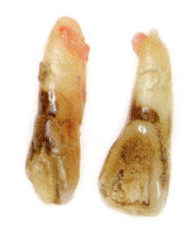

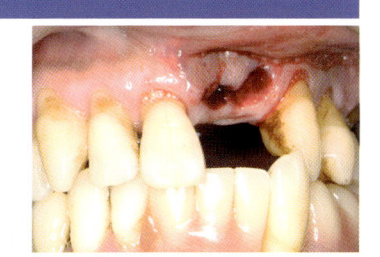

代表的な結果を示します。

　たとえば，非喫煙者と喫煙者の歯周病の患者同士を比較すると，喫煙者のほうが歯の周りにあって，歯を支える土台の役割を果たしている骨（歯槽骨）がなくなって，状態が悪いことがわかっています（図表3-7）。またそれに伴って，歯茎が下がり，歯の揺れも大きくなる傾向にあります。

　しかし意外なことに，悪い部位へのプラークのたまり具合や，それに反応する歯肉の炎症の強さには，より重度

図表3-7　喫煙者と非喫煙者の歯周組織の状態のちがい

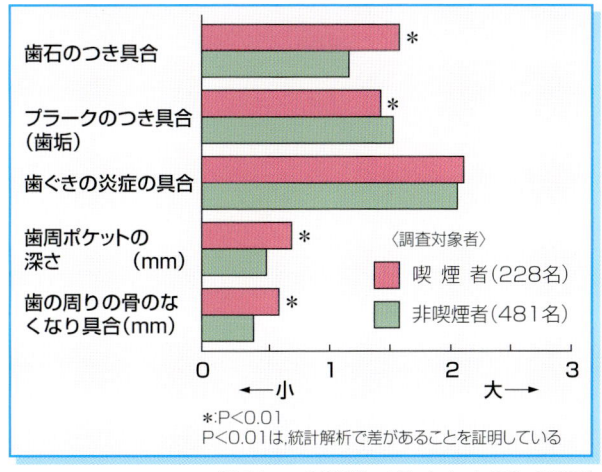

- 歯石のつき具合 ＊
- プラークのつき具合（歯垢）＊
- 歯ぐきの炎症の具合
- 歯周ポケットの深さ（mm）＊
- 歯の周りの骨のなくなり具合（mm）＊

〈調査対象者〉
喫煙者（228名）
非喫煙者（481名）

←小　　大→
＊：P＜0.01
P＜0.01は，統計解析で差があることを証明している

（Feldmanらの研究．J Periodontal 54，1983）

の傾向にある歯周病を持つ喫煙者と，それより軽度な傾向にある非喫煙者間での違いがあまり見られないこともわかっています（図表3-7）。

このことは，喫煙は何らかの仕組みで，本来病気の進行に伴って強くなるはずの炎症の本当の姿を，厚いベールで隠してしまっている疑いがあるのです。この理由については55〜56ページで触れます。

つまり，喫煙者の歯周病が悪化しやすいのは，プラークのたまる量が多いからではなく，別の原因によることが考えられています。

> **図表3-8　喫煙者の歯周病の特徴**
> ・歯面はタールの色素沈着（黒褐色）でざらざら
> ・炎症は比較的軽度に見える（見せかけ）
> ・強度の歯肉（歯茎）退縮とロール状歯肉
> ・歯肉（歯茎）のメラニン色素沈着が激しいことがある
> ・深い歯周ポケット（歯と歯茎の間の亀裂）の形成
> ・高度の歯槽骨（歯を取り囲む骨）の吸収（骨がなくなる）
> ・治療への反応が悪い（治りが悪い）
> ・メインテナンス時に歯を失いやすい
>
> **つまり，喫煙者は歯周病がより重度となり治療しにくく，治療後の管理もうまくいかない。**

4. なぜ喫煙で歯周病が悪くなる？

話の理解を深めるために，まず歯周病の発症と，その進行の仕組みの話から始めましょう。

★歯周病の成り立ち

以前は歯槽膿漏と呼ばれていた歯周病とは，歯茎（歯肉）が腫れて出血して，膿も出て，やがて歯がぐらぐらしてきて，自然に抜けてしまう病気として知られています（図表3-9）。

この原因は，歯を磨かないでいると，歯にたまってくるプラーク（歯垢）です（図表3-10）。プラークは，白または黄色っぽくて柔らかい状態で歯に付着しており，むし歯の原因としても知られています。

その中には，歯周病やむし歯の原因である細菌などの微生物が巣を作り，時間が経つにつれて微生物たちの数も増え，さらに顔ぶれが，私たちの歯の周りの歯茎（歯肉）や骨を攻撃する，より凶悪なタイプに変わっていくのです。よって，このプラークをバイオフィルムと呼ぶことがあります。

このプラークは，歯と歯肉との境目の歯肉溝と呼ばれる，0.5mmから2.0mmくらいの深さの溝の中が大好きです（図表3-11）。この歯肉溝の中にプラークがたまると，病原菌の影響で歯肉が炎症を起こして腫れてきます。

そして，この状態が長く続くと，時間とともにどんどん溝が深くなり，歯肉ポケット，

第3章　喫煙はお口の健康にこんな悪影響が

図表 3-9　歯周病の患者さんの口の中とエックス線写真

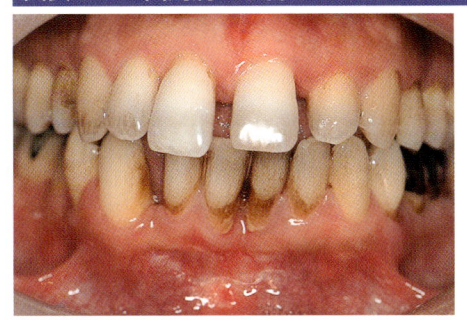

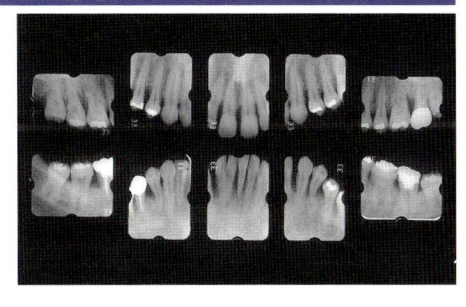

歯茎が下がり，歯と歯の間にすき間ができています。歯もぐらぐらです。エックス線では歯の周りの骨がなくなって黒く抜けているのがわかります。

図表 3-11　健康な歯周組織と歯周病の歯周組織

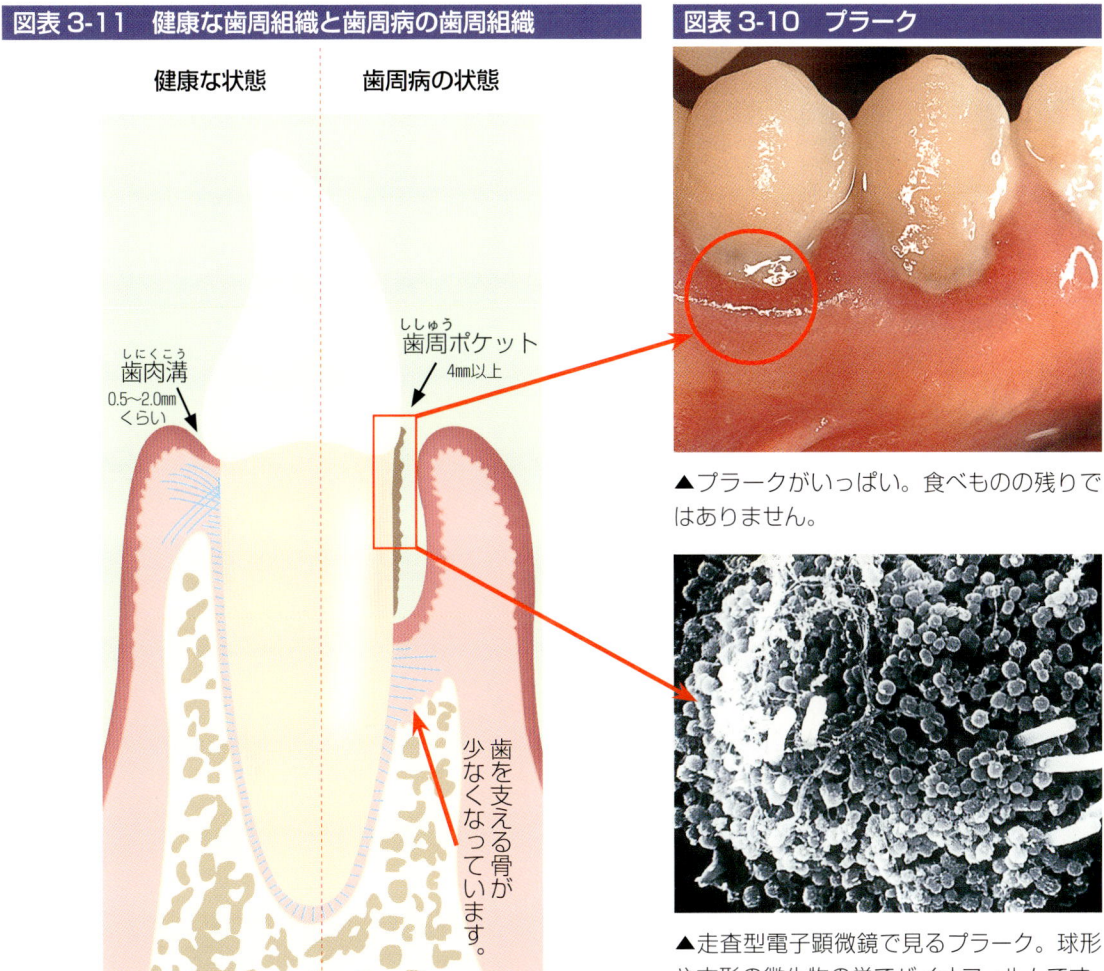

健康な状態　　歯周病の状態

しにくこう
歯肉溝
0.5〜2.0mm
くらい

ししゅう
歯周ポケット
4mm以上

歯を支える骨が少なくなっています。

歯周病になると歯と歯茎のすき間が深くなりポケットができます。

図表 3-10　プラーク

▲プラークがいっぱい。食べものの残りではありません。

▲走査型電子顕微鏡で見るプラーク。球形や方形の微生物の巣でバイオフィルムです。1/1000gの中に1〜2億の菌が住んでいます。この中に歯周病菌もいます。

さらに歯周ポケットと呼ばれる状態に変わり，歯の周りの骨を溶かしたり，より広範囲の炎症を引き起こし，歯の土台である歯周組織が破壊されるのです（図表3-12）。

こうなると，歯がぐらぐら揺れてきたり，歯肉から出血や排膿（膿が出ること）が見られるようになります（図表3-12）。このように，歯周病が発症，進行する陰には，このプラークの中の微生物たちの暗躍があるのです。

このプラーク中の微生物が活動しやすくなる危険な要素・環境のことを，"リスクファクター（危険因子）"と呼びます。そして、喫煙は歯周病最大のリスクファクターなのです。

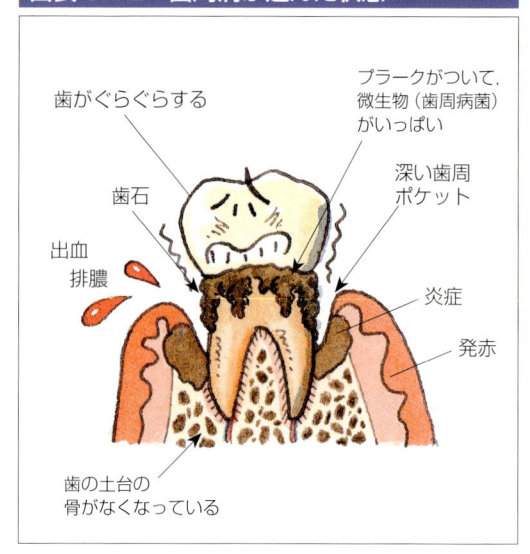

★**歯周病が悪くなる原因**

では，いったい非喫煙者と喫煙者とでは何が違うのでしょうか？

そのもっとも有力な容疑者は「ニコチン」の存在です。タバコに対する依存性を作り上げ，人びとを中毒に陥れる「ニコチン」が，歯の周りの組織，「歯周組織」でも悪

図表3-12　歯周病が進んだ状態

図表3-13　歯周治療を受けた後に，歯が抜ける事態に陥る確率

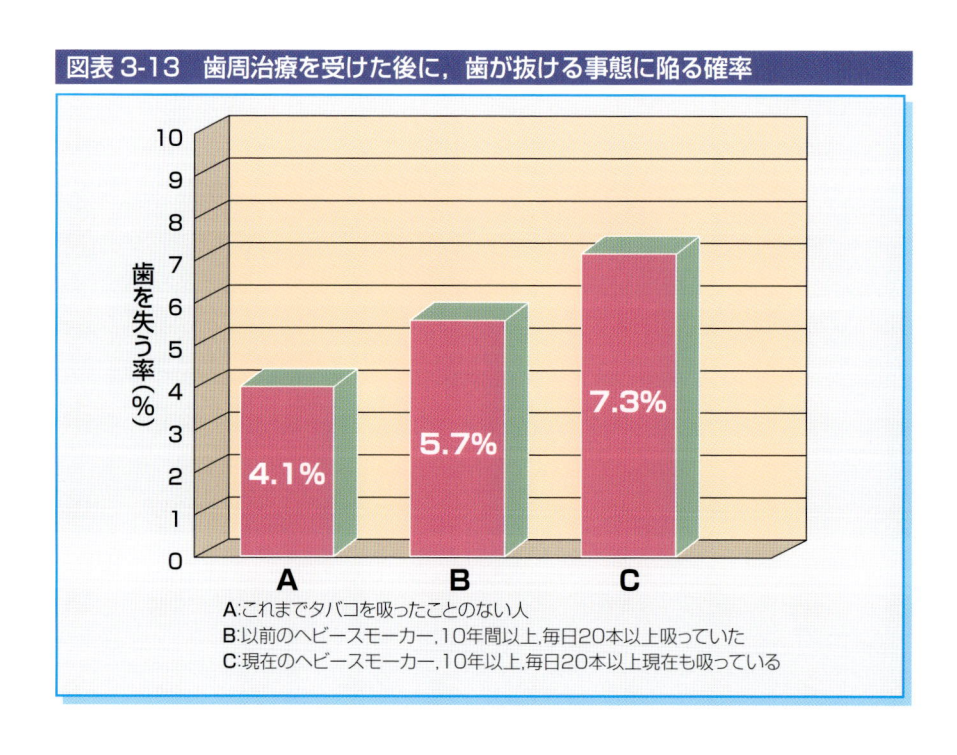

A: 4.1%
B: 5.7%
C: 7.3%

A:これまでタバコを吸ったことのない人
B:以前のヘビースモーカー，10年間以上，毎日20本以上吸っていた
C:現在のヘビースモーカー，10年以上，毎日20本以上現在も吸っている

さをしていることがわかっています（54ページ）。つまり，タバコの煙の中の成分が，口の中の粘膜や歯茎に吸収されることで，歯周病にかかりやすくなったり，悪くなったりするのです。

また，喫煙者で歯周病が重度となり，歯を失っていく傾向は，患者さんが1日に吸うタバコの本数や，これまで何年間喫煙していたか（喫煙年数）に比例することがわかっています（図表3-13）。

つまり，歯が歯周病で抜けていく本数とタバコの吸い方との間に，明らかな関連があるのです。ですから，若い頃から喫煙されている方は，とくに歯周病のチェックを受ける必要があります。

さらに，喫煙者では治療を受けても，それに対する治り方が良好ではないのです。たとえば，歯周病を治すための手術を受けたとしても，その後の傷の回復状態が悪く，歯科医師が期待しているように治ってくれません。

このように，喫煙者の歯周病は，非喫煙者と比較して悪くなる傾向にあり，歯周病の治療を行っても，傷口の治り具合が遅くなる傾向にあるということは，喫煙は全身の健康だけでなく口の中の健康をも脅かし，さらに，歯科治療の効果も十分に上がらないため，治療回数や期間，さらに治療費までもが余計にかかる原因になります。

これらの原因として，タバコの煙の中に潜むニコチンをはじめとした有害成分が重要な役割を果たしています。ここでは，少し難しい話になるかもしれませんが，その理由をもう少し解説したいと思います。

★なぜ喫煙者では，歯周疾患が重度になる傾向があるのか？

歯周病が，喫煙者でよりすみやかに進行してしまう原因としては，次の2つのことが考えられます。

ひとつは，私たちの歯の周りの組織に対する，外からの敵の攻撃力が強くなること，もうひとつは，こちらの防御力が弱まることです（図表3-14）。

この場合の敵とは，先に述べた微生物の巣であるプラークです。しかし，すでに49ページで述べたように，これまでの臨床研究から，喫煙者の歯周疾患ではプラークの付着量に比例して，強い炎症が生じるわけではないことがわかっています。つまり，喫煙がよりたくさんのプラークの形成や付着を促したとしても，プラークの攻撃力が高まっている，ということではなさそうです。

歯周病がより重度になることと関係が深いのは，歯周組織への攻撃を仕掛ける側ではなく，それに抵抗し，その攻撃を阻止しようとする私たちの歯の周りの組織，すなわち歯周組織側の抵抗力が弱くなることと関係があるのです。

★喫煙は体の防御能力を低下させる

私たちの体には，生まれつき細菌などの外敵に抵抗するための生体防御機構という仕組みが備わっており，これを"免疫"と呼びます。

図表3-14 歯周組織では，攻撃力と防御力のバランスがとれているが，タバコはそれをくずしてしまう

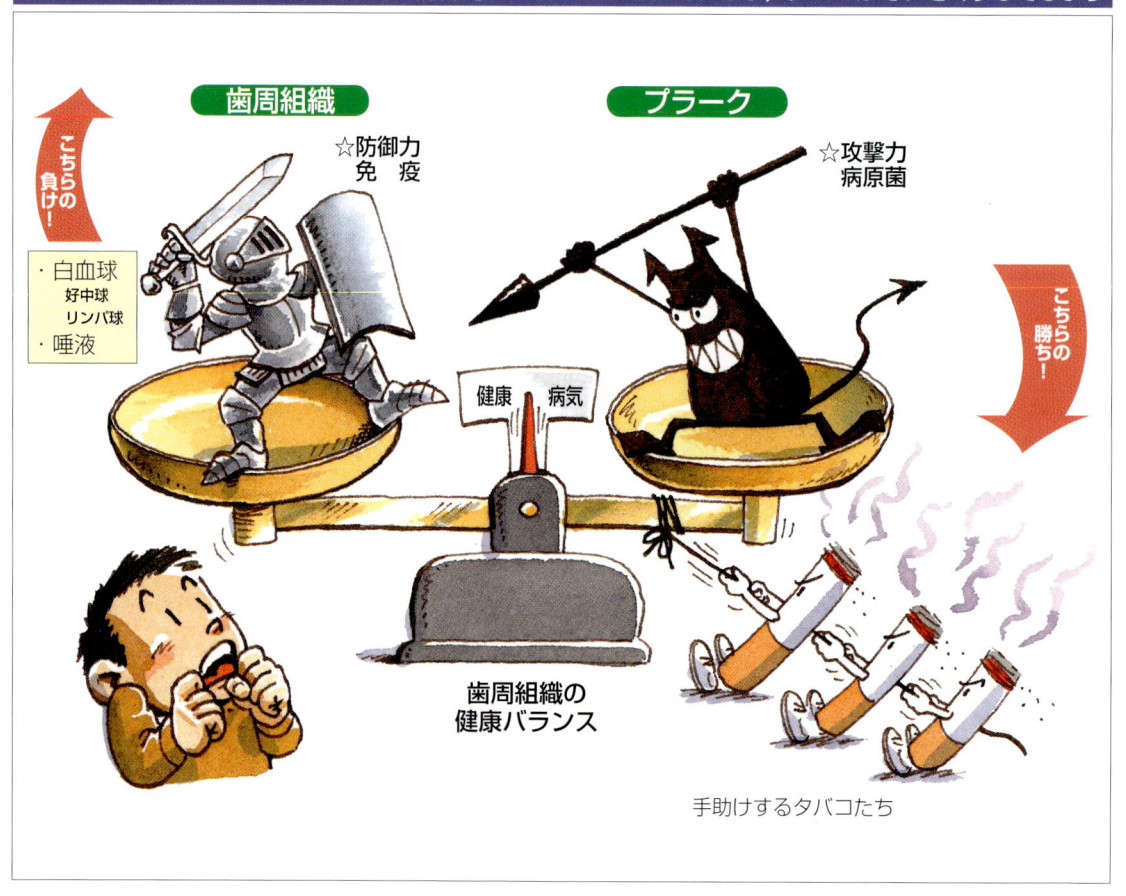

歯周組織 / プラーク
☆防御力 免疫
☆攻撃力 病原菌
こちらの負け！
・白血球
　好中球
　リンパ球
・唾液
こちらの勝ち！
健康　病気
歯周組織の健康バランス
手助けするタバコたち

　健康な体の場合，インフルエンザウイルスや結核菌などの病原性微生物（以下，病原菌）の脅威にさらされても，滅多に病気にならないのは，体の中に侵入してくる敵を免疫によって迎え撃つことができるからです。そして，口の中にもその仕組みは備わっており，それを口腔免疫機構と呼びます。

　タバコの煙の中の物質は，この口腔免疫機構に影響を与え，その機能を低下させることが知られています。つまり，その物質の薬理作用によって，病原菌の進入に抵抗する免疫システムが不具合となり，病原菌が暴れ回るのを許し，歯をしっかり支える組織である歯周組織が破壊されてしまうのです（図表3-14）。

　この喫煙と免疫抵抗力との関連で一番多く研究されているのは，生体防御機構の最前線で活躍する，好中球と呼ばれる白血球の一種の役割です。好中球は病原菌の体への進入をいち早く察知して，それに近寄り，それを食べて，消化・殺菌する大切な機能がありますが，これらの能力の発動を，タバコの煙の中の物質が妨害してしまうので

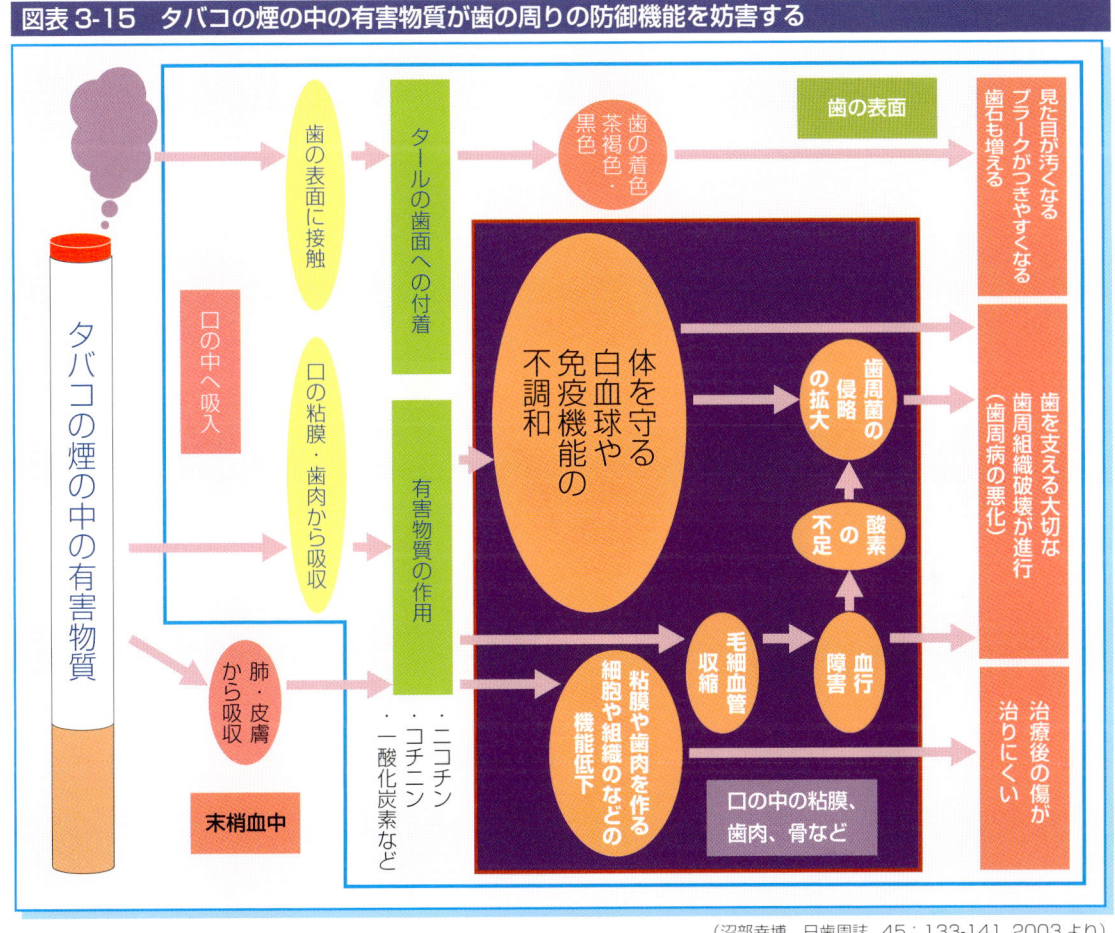

図表3-15 タバコの煙の中の有害物質が歯の周りの防御機能を妨害する

(沼部幸博，日歯周誌，45：133-141，2003より)

す（図表3-14, 15）。

前に述べた喫煙によって引き起こされる肺気腫や心疾患でも，その病気の発病の仕組みが，同じように好中球の機能不全と関係が深いことがわかっています。すなわち，喫煙によって肺や心臓で起こるのと同様の現象が，肺と同じくらい高い濃度のタバコの煙にさらされる，口の中の組織でも起こるのです。

さらに，肺から吸収されたニコチンなどが血中に入り，歯の周りの組織に届き，影響するルートも考えられます。

これらの現象を引き起こすタバコに含まれる物質として，ニコチン，アクロレイン，そしてシアン化物などが知られています。

また喫煙者では，IgAという唾液（つば）の中にある，病原菌に対して抵抗力をもつタンパク質である抗体の量が減少していたり，同じく病原菌の感染との戦いに必要なリンパ球の数が減少していることが，指摘されています。このことも，病原菌と私たちの体との戦いにとって，不利な状態といえます。

さらに，この病原菌に対する攻撃力が弱

図表3-16　壊死性潰瘍性歯肉炎と壊死性潰瘍性歯周炎

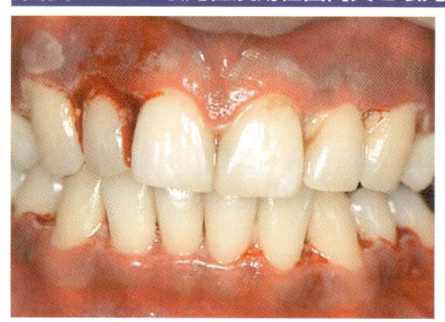

壊死性潰瘍性歯肉炎
（NUG）

壊死性潰瘍性歯周炎
（NUP）

まるということは、病原菌の侵入を示すさまざまな危険信号がうまく発せられないということになります。

つまり、腫れたり、出血しやすくなったり、痛んだりといった炎症が起こっていることを示す所見が隠されてしまって（マスキング）、病原菌が悪さをしていることに私たちの体がきちんと気づかないことが考えられるのです。

歯周病の本当の病態が隠されてしまっていることは、病気の早期発見を困難にします。そして、気づいた時には"手遅れ"という、最悪な事態も覚悟しなければなりません。

また、歯周病の中でも、劇的な急性の症状を持つNUGやNUP（図表3-16）の患者さんも、喫煙者に多いことも知られています。

さらに近年、能動喫煙（1次喫煙）だけでなく、受動喫煙（2次喫煙）でも歯周病に及ぼす影響が指摘されるようになっています（図表3-17）。

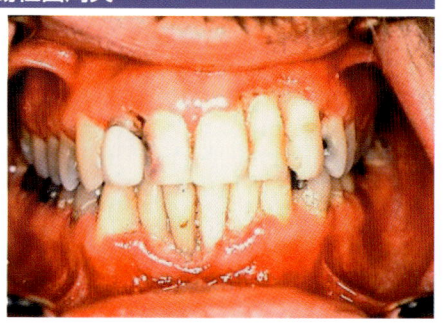

図表3-17　受動喫煙（副流煙を吸うこと）が歯周病に及ぼす影響

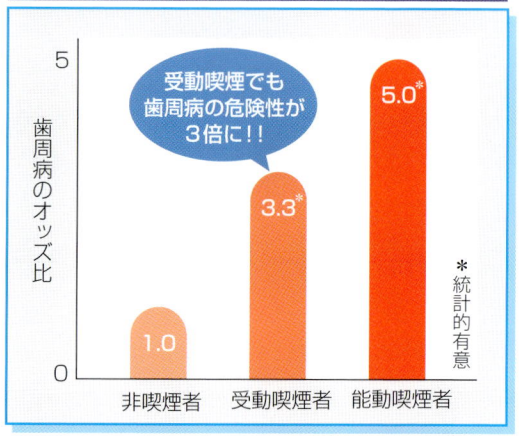

受動喫煙でも歯周病の危険性が3倍に！！

歯周病のオッズ比

- 非喫煙者: 1.0
- 受動喫煙者: 3.3*
- 能動喫煙者: 5.0*

*統計的有意

（資料：財団法人 8020推進財団「歯周病と生活習慣病の関係」（平成17年）より）

★喫煙は傷口の治りを遅らせる

喫煙者は、治療を受けても、その後の経過、予後が良好でないとの研究があります。つまり、歯周病を治すための手術を受けたとしても、その後の傷口の治り方が悪く、歯科医師が期待しているように治ってくれないのです。

これもやはり、ニコチンなどのタバコの煙の成分が原因で、治療によってできた傷口をすみやかに治そうとする、上皮細胞や

線維芽細胞という細胞の働きに"待った"をかけるためなのです。

喫煙者の歯茎は，歯の首のところが盛り上がるロール状の歯肉になることもよく目にします。これも，ニコチンが歯茎の線維化をすすめてしまうからと考えられています。

さらに喫煙者では，骨の中のカルシウム成分が少なくなり，健康な骨よりも，もろい傾向にあるといわれています。よって，歯周病にかかった場合，歯を取り巻く骨のなくなるスピードが，非喫煙者の方よりも早くなることが想像できます。

これらのことから，冒頭に述べたように，喫煙者の方は治療が長引いたり，再治療を受けなければならなくなったりと，歯医者さんとお付き合いする回数が増えてしまうことになります。

結論として，歯科治療をきちんと受けるためには，喫煙者の方は禁煙の努力が必要なのです。

5. 喫煙と口の中のがん

がんは，日本人の死亡原因のトップの疾患で，私たちにとっては憎むべき存在です。喫煙者で，喉頭がんや肺がんが発症する危険性が非常に高いことは，第2章ですでに説明いたしました。

その理由は，それらの器官がタバコの煙の通り道やたまり場であるからなのです。しかし，肺や気管支をタバコの煙が通るより先に，口の中が煙の入り口であることを忘れてはいけません。

喫煙者で歯周病にかかる可能性が高かったり，重度になるのは，タバコの煙の中の成分が歯茎の中に吸収されて，病原菌に対する抵抗力を奪うからであり，さらに口の中の粘膜や舌や歯肉では，タバコ

図表3-18　日本の口腔がんの発症部位と部位別の発症率(%)

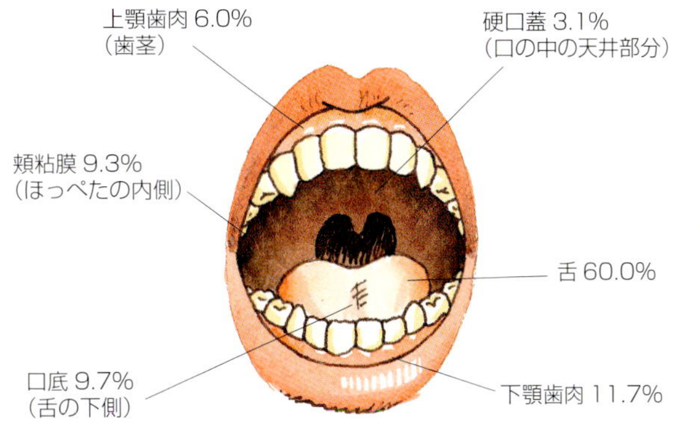

- 上顎歯肉 6.0%（歯茎）
- 硬口蓋 3.1%（口の中の天井部分）
- 頬粘膜 9.3%（ほっぺたの内側）
- 舌 60.0%
- 口底 9.7%（舌の下側）
- 下顎歯肉 11.7%

＊発症率が高いということは，その部位が口の中でがんになりやすいことを示します。

（日本頭頸部癌学会の集計（2002年）より）

の煙にさらされ，発がんの機会が増加しているのです。

次に，この口の中のがんの発症と喫煙との関係について考えてみます。

図表3-19　口腔がん

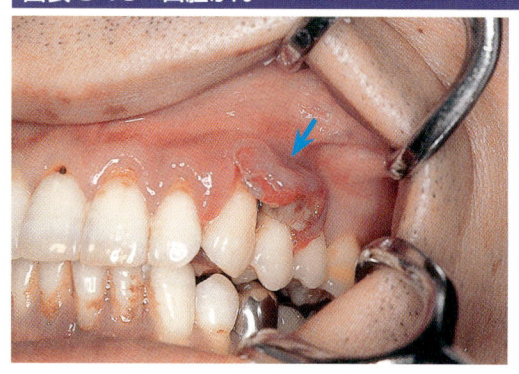

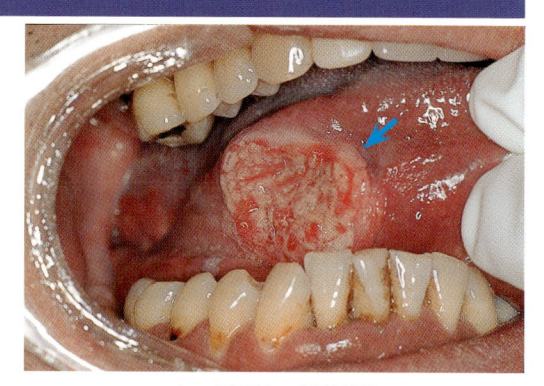

　　　a　歯肉がん（喫煙者）　　　　　　　　　　　　　b　舌がん（喫煙者）
（写真提供／前日本歯科大学附属病院口腔外科　熊澤康雄教授のご厚意による）

★口腔がんとは？

　口腔がんとは，口の中の歯肉や粘膜，舌，口唇などに発生するがんのことをいいます（図表3-18）。

　2005年の日本では，口腔がん患者は約6,900人で，すべてのがんの1～2％を占めます。

　一般的に，口腔がんの部分的原因としては，むし歯などで尖った歯や，歯に被せた合わない冠や入れ歯などによる機械的刺激の持続，喫煙や飲酒など，全身の病気との関連では，肝硬変，貧血，性病である梅毒などがあげられています（図表3-19a, b）。

　日本では，がんで亡くなる患者さんのうち，口腔がんで亡くなる方は約2.0％で，男女比は男性3：女性2であることがわかっています。かかりやすい年齢は60歳以降で，がんとしての分類は，角化性扁平上皮がんです。

　口腔がんの多くは，腫瘤状に増大し，表面は潰瘍状の形になりますが，実際にはいろいろなタイプがあります。発症後は痛みがある場合と，ない場合がありますが，歯が揺れたり，入れ歯が合わなくなったり，食べ物が食べにくく，発音しにくくなったりします。さらに進行すると腫脹が大きくなり，出血，悪臭を伴うようになります。

　治療は，口腔外科医などの専門家に任されることになりますが，外科的な切除や放射線治療，抗がん剤などの化学療法が用いられます。がんの治癒の尺度である，5年生存率は，60～80％程度であるとされています。

★口腔がんになる前兆の病変がある

　また，口の中の粘膜に現れる，白板症（図表3-20）と呼ばれる症状がありますが，これはがんに移行することが多い，いわゆる前がん病変として知られ，その名のとおり，歯肉や粘膜が角化異常を起こして，白っぽくなる状態を指します。日本では，がん

に移行する率は3.1〜16.3%程度です。

この原因も，機械的な慢性刺激，喫煙，飲酒，口腔感染症，梅毒，ビタミン欠乏，内分泌異常などが考えられています。すなわち，ここでも喫煙は前がん病変を誘発する危険因子なのです。

このように，口腔・咽頭のがんは喫煙習慣と関連が深いのですが，さらに飲酒との関わりもあることが知られています。

★飲酒と喫煙が発がんの危険性を増大させる

口の中，咽頭，食道のがん発症の危険性についての研究では，お酒を飲まずに喫煙する場合，お酒は飲むがタバコを吸わない場合，そしてその両方を行う場合とを比較すると，両方を行う場合で，がん発症の危険性がぐんと高くなります。

例をあげると，タバコの吸いすぎとお酒の飲みすぎが重なった場合，そうでない人に比べて，食道がんになる確率が，場合によっては150倍も高くなることが知られています。

喫煙者の中には，お酒を飲むとついついタバコが吸いたくなり，気がつくと，足はふらふら，タバコは空っぽ，という経験をしている人がいるようです。こんな時は，大きな危険にさらされているのです。

ここで，タバコを吸わない人を「1」とした場合の喫煙者のがんにかかる危険度を見てみましょう（図表3-21）。現在の喫煙者では，口唇，口腔，咽頭がんの相対危険度は男性2.66，女性1.97を示しています。つまり，喫煙者は2〜2.7倍近く口腔がんに

図表3-20　前がん病変

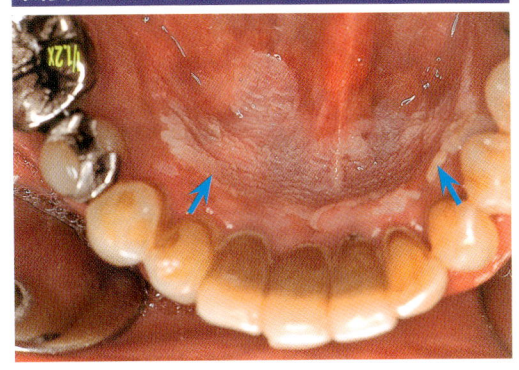

白板症（喫煙者）

かかる危険にさらされることを意味します。

さらに，1日の喫煙本数が多くなると，がんの発症率も高くなることがわかっています（図表3-22）。

今度は，喫煙者・非喫煙者別の，がんの発症部位別の死亡率の調査報告を見てみましょう（図表3-23）。

少し古い資料ですが，口腔がんの値は喉頭がんや肺がんより減りますが，男性で3.7%です。口の中のがんそのものが直接命を奪うことはないかもしれませんが，口の中に最初に生じたがんは，全身の臓器に転移し，命を奪うことがあります。とくに，舌がんは転移する率が高く，近くでは顎の下の顎下リンパ節，遠くでは肺，腎臓，肝臓，骨などに転移することが知られています。

こうなると，がん細胞は体中にまき散らされ，それを駆逐することがかなり困難になります。

このように，喫煙は体にがんを発症させる確率を高め，明らかに私たちの寿命を縮めていきます。また，その煙を受動喫煙で吸い込む周りの人びとにも，同じように悪

図表3-21　非喫煙者を「1」とした場合の喫煙者のがんにかかる危険度

疾病	RR（相対危険度）			
	男性		女性	
	現在喫煙	喫煙経験あり	現在喫煙	喫煙経験あり
喫煙と因果関係がある疾患全体	1.85	1.67	2.00	1.90
全がん	1.97	1.79	1.57	1.57
喫煙と因果関係があるがん	2.32	2.06	2.01	1.93
口唇・口腔・咽頭がん	2.66	2.37	1.97	1.76
食道がん	3.39	2.96	1.90	2.40
胃がん	1.51	1.42	1.22	1.29
小腸がん	3.31	3.02	—	—
結腸がん	1.37	1.41	0.61	0.72
直腸がん	1.65	1.49	1.14	1.16
肝・肝内胆管がん	1.81	1.74	1.73	1.59
胆嚢・胆管がん	1.11	1.11	1.48	1.27
膵臓がん	1.58	1.43	1.81	1.85
喉頭がん	5.47	4.50	—	—
気管・気管支・肺がん	4.79	3.85	3.88	3.55
乳がん	—	—	1.21	1.25
子宮頸がん	—	—	2.32	1.99
卵巣がん	—	—	1.10	1.25
腎盂を除く腎臓がん	1.57	1.53	0.60	0.86
腎盂・尿管・膀胱がん	5.35	4.30	1.86	1.30
膀胱がん	6.71	5.66	1.67	1.16
悪性脳腫瘍	0.77	0.75	0.56	1.29
骨髄性白血病	1.45	1.69	0.96	0.96
全循環器疾患	1.52	1.38	1.98	1.87
喫煙と因果関係がある循環器疾患	1.51	1.38	2.09	1.97
虚血性心疾患	2.18	2.00	2.95	2.81
くも膜下出血	2.33	1.94	2.79	2.33
脳内出血	1.24	1.11	1.92	1.86
脳梗塞	1.23	1.14	1.48	1.39
脳血管疾患（脳卒中）	1.25	1.15	1.80	1.66
大動脈瘤および解離	3.89	3.42	2.35	2.59
腹部下動脈瘤	3.89	2.94	4.30	4.89
全呼吸器疾患	1.41	1.39	1.65	1.53
喫煙と因果関係がある呼吸器疾患	1.35	1.30	1.53	1.49
肺炎	1.17	1.13	1.39	1.40
慢性閉塞性肺疾患（COPD）	3.09	2.95	3.55	2.82
喘息	1.25	1.47	3.46	2.73
全消化器疾患	2.04	1.74	2.13	2.12
消化性潰瘍	7.13	5.01	1.37	1.42
肝硬変（肝疾患）	1.97	1.73	2.20	2.36

「現在喫煙」は，現在喫煙者の生涯非喫煙者に対する相対危険度であり，「喫煙経験」は現在喫煙者＋過去喫煙者の生涯非経験者に対する相対危険度である。

（J Epidemiol　2008 Katanoda et.al　18:(6)251-264 を一部改変）

図表 3-22　1日の喫煙本数と口腔・咽頭がんの発症の危険度

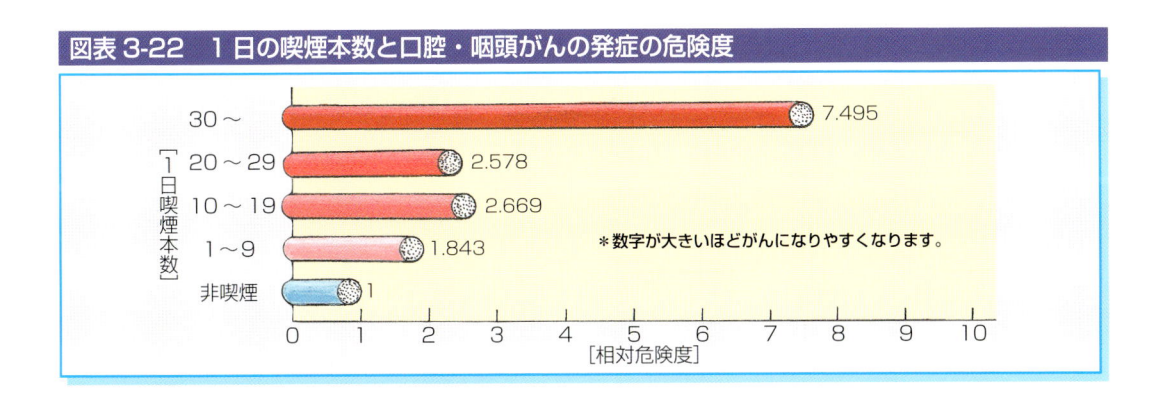

1日喫煙本数	相対危険度
30〜	7.495
20〜29	2.578
10〜19	2.669
1〜9	1.843
非喫煙	1

＊数字が大きいほどがんになりやすくなります。

図表 3-23　がんの部位別にみた非喫煙者を1.00とした喫煙者の死亡比（1966〜82年）

部位（男性）	死亡数 毎日喫煙(1291645人)	死亡率	死亡数 非喫煙(310506人)	死亡率	死亡比
喉頭がん	79	6.5	1	0.2	32.5
肺がん	1314	107.3	87	24.1	4.45
原発性肝がん	106	8.4	9	2.5	3.36
咽頭がん	28	2.3	3	0.7	3.29
口腔がん	**46**	**3.7**	**5**	**1.3**	**2.85**
食道がん	369	29.8	49	13.3	2.24
全部位のがん	7060	571.2	1241	347.0	1.65
膀胱がん	136	11.3	27	7.0	1.61
膵臓がん	323	26.1	61	16.7	1.56
肝臓がん	618	49.6	116	33.0	1.50
胃がん	2677	215.5	528	149.0	1.45
脳腫瘍	63	4.9	10	3.4	1.44
胆管がん	180	14.6	43	11.9	1.23
直腸がん	234	19.1	57	15.6	1.22
副鼻腔がん	54	4.3	13	4.0	1.08
白血病	81	6.4	19	6.0	1.07
前立腺がん	129	11.0	45	11.0	1.00

部位（女性）	死亡数 毎日喫煙(219975人)	死亡率	死亡数 非喫煙(818199人)	死亡率	死亡比
喉頭がん	5	2.3	13	0.7	3.29
原発性がん	6	2.6	20	1.1	2.36
肺がん	107	43.0	328	18.4	2.34
膀胱がん	17	7.1	56	3.1	2.29
甲状腺がん	7	2.6	25	1.4	1.86
食道がん	28	11.0	113	6.3	1.75
肝臓がん	81	33.1	355	19.9	1.66
子宮頸がん	91	40.3	459	25.7	1.57
膵臓がん	43	17.9	221	12.4	1.44
口腔がん	**5**	**2.1**	**26**	**1.5**	**1.40**
全部位のがん	848	352.2	4765	267.2	1.32
胆管がん	42	17.5	235	13.3	1.32
白血病	13	5.9	83	4.6	1.28
乳がん	31	13.8	195	10.8	1.28
卵巣がん	13	5.6	85	4.7	1.19
胃がん	239	98.3	1485	83.3	1.18
皮膚がん	7	2.7	41	2.3	1.17

（『喫煙とその他の癌』より）

い影響をもたらすと考えられます（第2章40〜42ページを参照）。

歯周病やむし歯を予防しようと、毎日、一生懸命歯を磨いても、タバコを吸って、口の中に別の敵を招き入れていたのでは、せっかくの努力も徒労に終わります。

喫煙者の方々にとっては、禁煙こそが真の口腔衛生を達成し、口の中を健康に保つ手段であり、そしてあなたの命を守り、1秒でも長く幸せに、家族の方と過ごすためのキーワードなのです。

6. 喫煙は歯科医療にとって百害あって一利なし

　喫煙でさまざまな影響を受けている口の中の問題を，どのように解決していくか，それに関して私たちが普段持っている考えを，喫煙の健康被害と歯科医療の立場からお話します。

　喫煙時に生じる煙は，200種以上の有害物質を含み，それらの一部は歯面に吸着し，さらに口の中の粘膜，歯肉などから体内に吸収されることはすでにお話しました。

　では，そのために口の中に生じた問題に対し，実際どのように歯科医師は対応するのでしょうか？

★歯面への着色に対する対応

　タバコの煙の中のタールなどは，歯面に付着し，さらにその表面には，むし歯や歯周病の原因のプラークがたまりやすくなります。患者さんによっては，前歯についているその茶褐色の部分の見た目や，歯の裏側のざらざら感を気にされる場合があります（図表3-24）。

　その場合には，研磨剤で歯の表面を磨いたり，特殊な器械で歯の表面に細かい粒子を吹き付けて，汚れをそぎ落とす方法があります（図表3-25-a，b）。

　この方法によって，歯の表面に付着する"タバコのヤニ"を，かなりきれいに落とすことができます。きれいになった歯面は，

図表3-24　ヘビースモーカーの上の前歯の裏側

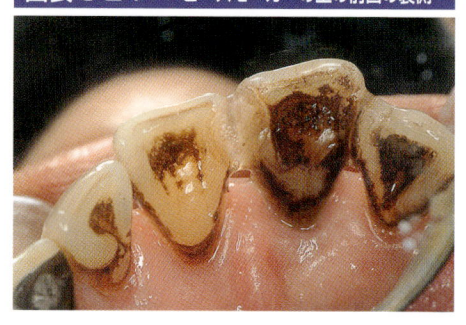

図表3-25　タバコのヤニの清掃前a，清掃後b

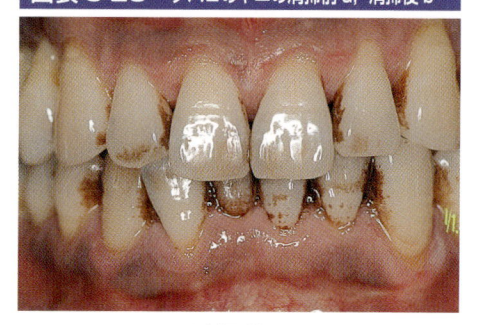

清掃前a

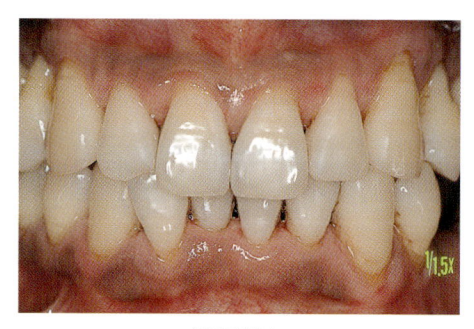

清掃後b

以前よりプラークなどの汚れがつきにくくなり，歯ブラシの効果も上がります。

　しかし，喫煙をつづけられると，これを

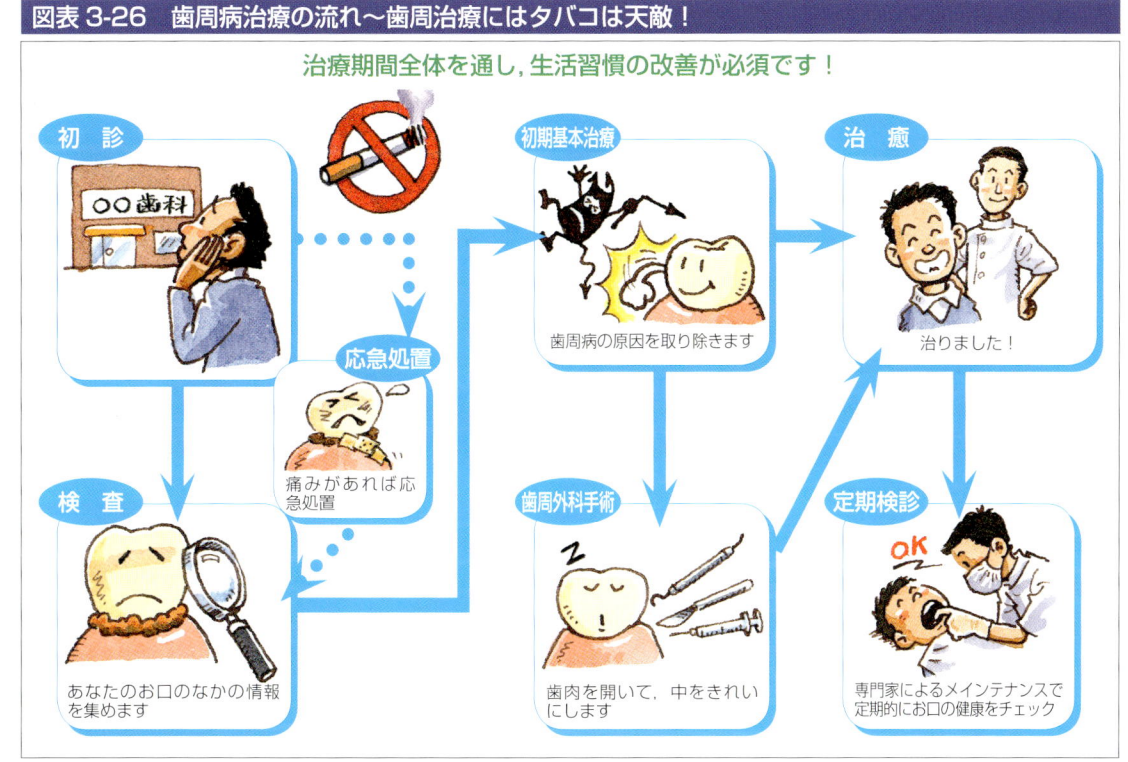

第3章　喫煙はお口の健康にこんな悪影響が

図表 3-26　歯周病治療の流れ〜歯周治療にはタバコは天敵！

治療期間全体を通し，生活習慣の改善が必須です！

- 初診
- 応急処置：痛みがあれば応急処置
- 検査：あなたのお口のなかの情報を集めます
- 初期基本治療：歯周病の原因を取り除きます
- 歯周外科手術：歯肉を開いて，中をきれいにします
- 治癒：治りました！
- 定期検診：専門家によるメインテナンスで定期的にお口の健康をチェック

常に繰り返すことになります。こびりついたヤニを取るための治療は，普通のクリーニングよりも歯を強くこする必要もあり，歯にとってよいことではありません。

★**喫煙と歯周治療の問題点**

喫煙者が歯周病にかかりやすく，またそれが重度になりやすい原因として，タバコの煙の中のニコチンが重要な役割を演じ，歯の周りの組織（歯周組織）のもつ，免疫抵抗力を低下させることがあげられます（図3-15）。よって，これを機に歯周病の治療を受けていただく際には，禁煙が必要です。

そうしていただけない場合は，歯科医師は喫煙のもたらすさまざまな弊害発生の危険性という不安要素を抱えながら，歯周治療をすすめなければならなくなります。

歯周病の治療を大きく分けると，応急（緊急）処置，基本（初期）治療，歯周外科手術，メインテナンスがあります（図表3-26）。

応急処置は，歯茎が腫れ上がり，膿を持って，痛くてしかたがないときなどに行うもので，歯茎を切って膿を出したり，薬を処方したりします。

基本治療は，歯周病の直接的原因である，細菌性プラークや歯石などをできる限り取り除くことが主な目的です（図表3-27）。その中でもっとも大切なことは，患者さん自身がプラークを二度とつけないよう，ブラッシングなどのプラークコントロールのテクニックをきちんと身につけることです。

この際，喫煙でタバコのヤニを歯の表面

図表3-27　プラークと歯石

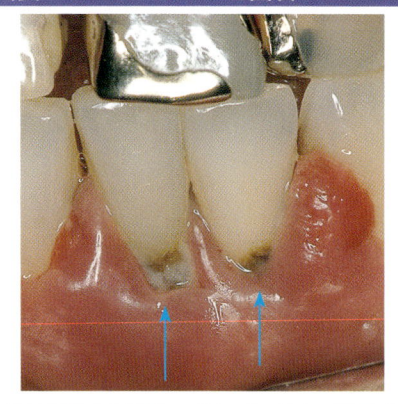

これが歯周病の原因：プラーク（左），歯石（右）

歯周基本治療

歯周病の原因である要素を取り除く
① プラークコントロール→プラークの除去〔ブラッシングの指導など〕
② スケーリング・ルートプレーニング→歯石除去　汚れたセメント質の除去〔スケーラーにより歯石を除去し，歯の根の表面を滑沢（かったく）にする〕
③ 咬合調整→噛み合わせの改善〔ポイントやバーにより歯の強く当たっているところの削除〕
④ 暫間固定（ぎんかん）→歯の揺れの防止〔揺れる歯と歯をつなげて咬む力を分散させる〕
⑤ その他→抜歯，仮の入れ歯など

図表3-28　フラップ手術の順序

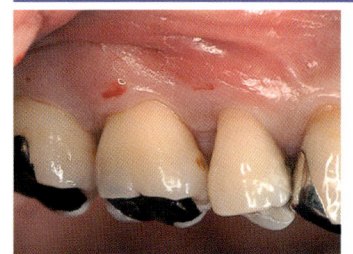

a．麻酔をします

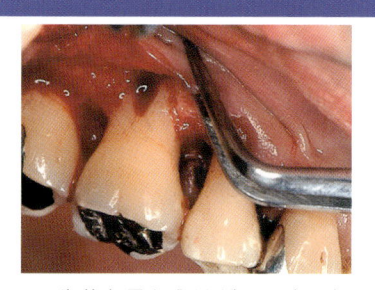

b．歯茎を骨からはがし，歯の根についている歯石や汚れをとります

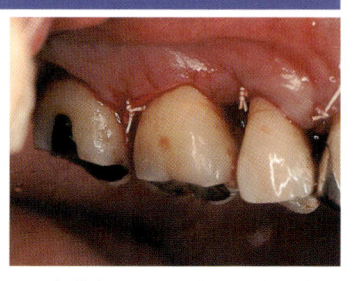

c．歯茎を元にもどし，縫い合わせます

につけることは，プラークの付着を促進し，またニコチンは歯茎の治療に対する反応を悪くします。

　すなわち，歯周治療は，歯科医師だけが一方的に治療を行うのではなく，患者さん自身による自己管理も重要な要素を占めることになるのです。よってその際に，喫煙習慣をすっぱりと断ち切っていただくことが，歯科医師の願いでもあります。

　病気の発症や進行に関係する歯ぎしりなどの癖や，偏った食生活や喫煙習慣，不規則な生活をはじめとした日々の生活習慣を改善することが，基本治療の効果を高める上で重要となります。そして禁煙指導は，この部分に含まれます。

　基本治療によって治りきらなかった場所には，歯周外科手術で対応します。この手術にはいくつかの種類がありますが，一番多いケースは，歯肉（歯茎）を切り開いて，深いところの歯石などの汚れに直接手が届くようにした後に，スケーリング・ルートプレーニングという歯石や歯の根の表面の汚れをきれいに取り除く処置を行う，フラップ手術です（図表3-28）。

　この手術は麻酔をして行う処置で，手術部位をきちんと縫い合わせ，すみやかに傷

図表3-29 歯周治療のあとにはメインテナンスが大切!

あなたと専門家の連携プレーで，お口の健康をいつまでも保ちましょう

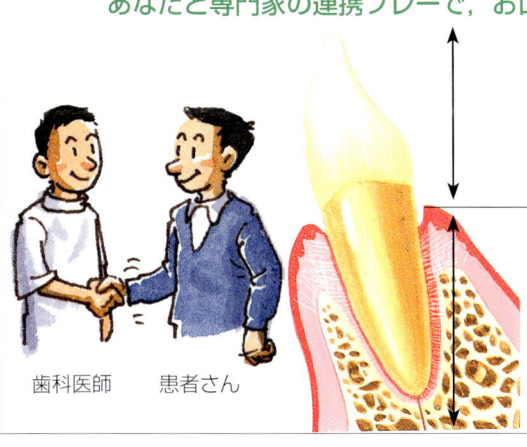

あなたの担当は歯肉から上の部分
毎日の正しい歯磨きでケアしてください

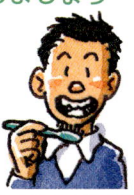

歯科医師・歯科衛生士の担当は歯肉でかくれている部分
歯肉でかくれた部分のプラークや歯石は，歯科医師・歯科衛生士が取り除きます（PMTC）。

歯科医師　患者さん

口が治っていくことを期待します。しかし，タバコの煙の中のニコチンは，ここでもこの治療のあとの傷口の治りを悪くします。よって，ここでも，喫煙を控えていただく必要性が生じます。

外科治療などを経て，歯周病が治った後でも，歯周治療は終了するわけではありません。メインテナンス治療やサポーティブ治療（SPT）という，口の中の術後の管理を定期的に行う処置が控えているのです。

といっても，これは今までのような積極的な治療ではなく，治療をした場所に歯周病が再発することがないように，口の中の健康状態の再検査を行い，患者さんの歯ブラシの状態をチェックしたり，食事指導をしたりすることが中心となります（図表3-29）。またその際に，油断して歯磨きを怠っていたり，または癖がでて磨き残しがある場合には，再度歯ブラシのやり方を復習したり，かかりつけの歯科医院で歯科衛生士や歯科医師によるプロフェッショナルな歯面清掃（PMTC）を受けます。

この時，再度の喫煙でせっかくきれいになっていた歯の面に，着色を生じさせてはいけません。少しの油断が，歯周病再発の可能性を高めてしまいます。これまで一生懸命，患者さんと歯科医師とで協力して歯周病を治してきたわけですので，メインテナンス中でも，喫煙は大敵です。

歯周病の患者さんが禁煙を実行すると，一時的に歯茎の腫れや出血がひどくなる場合がありますが，歯周治療をきちんと受けながら1週間程度がまんすれば，本来の治療に対する反応に回復し，状態は改善していきます。

★歯科医師のなすべきこと

喫煙者は，非喫煙者より口腔がんにかかる確率が高く，歯周病が重度になり，また歯周治療に対する反応がよくないことがわかっています。

よって，私たち歯科医師の使命は，喫煙

習慣をもつ患者さんに対し，まず口の中の病気と喫煙との関連性を十分に説明し，治療のひとつに，禁煙の支援指導を行うことなのです。場合によっては，医師と組んでの禁煙支援プログラムの立案なども，必要となるでしょう。

また，学校検診などで，毎年のように歯科のチェックが行われ，歯周病の早期発見の機会が多く，通院を促すケースがあること，さらに成人で80％の人が歯周病に罹患し，歯科医院を訪れる可能性が高いことから考えると，医師よりむしろ歯科医師のほうが早いうちから禁煙のアドバイスを，患者さんに与える機会は多いものと思われます。

さらに，禁煙のアドバイスは，非喫煙者

図表 3-30-①　歯科医師，歯科衛生士の果たす役割

図表 3-30-②　個別禁煙指導の手順を紹介したリーフレットの例

禁煙に導く5つのステップ！
禁煙サポートの手順

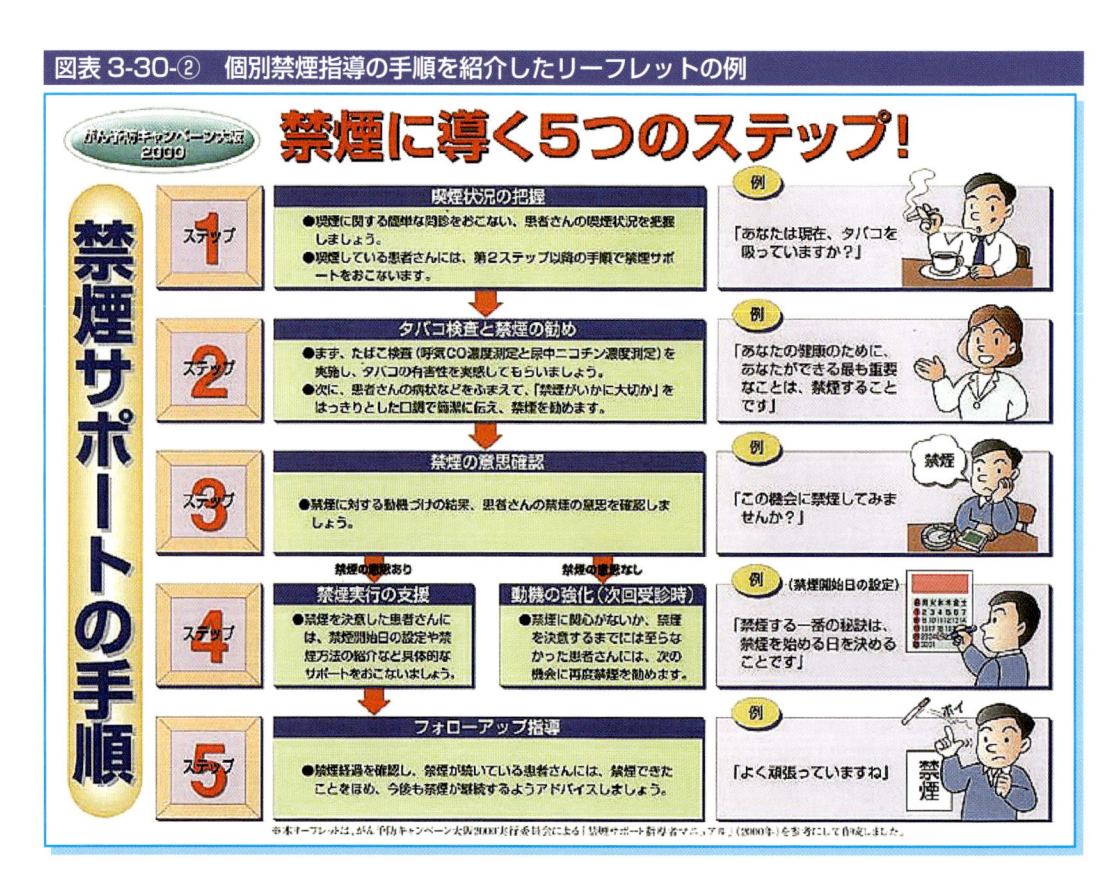

ステップ1　喫煙状況の把握
- 喫煙に関する簡単な問診をおこない，患者さんの喫煙状況を把握しましょう。
- 喫煙している患者さんには，第2ステップ以降の手順で禁煙サポートをおこないます。

例「あなたは現在，タバコを吸っていますか？」

ステップ2　タバコ検査と禁煙の勧め
- まず，たばこ検査（呼気CO濃度測定と尿中ニコチン濃度判定）を実施し，タバコの有害性を実感してもらいましょう。
- 次に，患者さんの病状などをふまえて，「禁煙がいかに大切か」をはっきりとした口調で簡潔に伝え，禁煙を勧めます。

例「あなたの健康のために，あなたができる最も重要なことは，禁煙することです」

ステップ3　禁煙の意思確認
- 禁煙に対する動機づけの結果，患者さんの禁煙の意思を確認しましょう。

例「この機会に禁煙してみませんか？」

ステップ4
禁煙の意思あり：**禁煙実行の支援**
- 禁煙を決意した患者さんには，禁煙開始日の設定や禁煙方法の紹介など具体的なサポートをおこないましょう。

禁煙の意思なし：**動機の強化（次回受診時）**
- 禁煙に関心がないか，禁煙を決意するまでには至らなかった患者さんには，次の機会に再度禁煙を勧めます。

例（禁煙開始日の設定）「禁煙する一番の秘訣は，禁煙を始める日を決めることです」

ステップ5　フォローアップ指導
- 禁煙経過を確認し，禁煙が続いている患者さんには，禁煙できたことをほめ，今後も禁煙が継続するようアドバイスしましょう。

例「よく頑張っていますね」

※本リーフレットは，がん予防キャンペーン大阪2000実行委員会による「禁煙サポート指導者マニュアル」（2000年）を参考にして作成しました。

の方にとっても受動喫煙を回避でき，有益なものとなります（第2章38〜42ページ）。

アメリカ合衆国の1991年の研究では，受動喫煙に関連した疾患で，53,000人の非喫煙者が死亡しているという報告があります。当然，禁煙達成により喫煙者人口が減ることは，この受動喫煙者人口も減少することになります。

よって喫煙者は，自分の健康のためにも，そして家族や友人のためにも，積極的に禁煙を考えるべきです。

われわれ歯科医師も，禁煙支援と指導が患者さん個人の健康のためだけでなく，その患者さんの周りのすべての人びとの健康にとって，利益をもたらすものと考えています。そして，禁煙指導のスキルを身につけるべく，私たち自身も勉強をし，未来の歯科医師である学生たちへの教育も行っています。大学でも「禁煙推進または支援委員会」を組織しているところも多くなっています（図表3-30-①，②，図表3-31）。

★病院と喫煙──健康を損なう場を提供しない

病院や診療所に喫煙者が訪れる場合，一歩その中に足を踏み入れた瞬間から，自分が特別な環境におかれていることを自覚しなければなりません。なぜならば，そこを訪れる多くの方々は，病気の治療や健康の維持を目的としているからです。

喫煙者自身も，病気の治療を必要として病院を訪れているわけですので，喫煙の健康への害がわかっている以上，今まで以上に禁煙を真剣に考えるべきなのです。

図表3-31　日本歯科大学および附属病院は敷地内禁煙

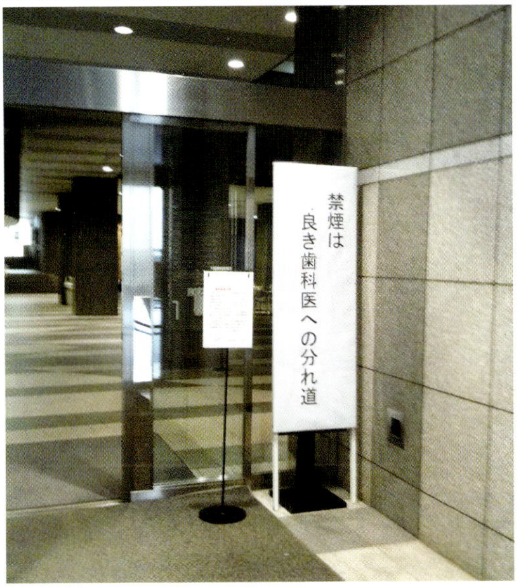

病院施設内に，患者さんのための隔離した喫煙スペースが設けられている所があります。たとえば，部屋のようにガラスで仕切ったり，屋外に設けられたりしています。これは，いわゆる"分煙"の考え方にもとづいたもので，喫煙者を非喫煙者とは別のスペースに集めて，そこで一緒に吸ってもらおうという受動喫煙の防止策です。しかし，最近ではその考え方を一歩すすめて，全館または敷地内禁煙を打ち出している医療施設がどんどん増えています。

この全館または敷地内禁煙という考え方は，分煙とは根本的に違う考え方です。病院の施設内のすべての人びと，医師・看護師・技士・医療職員・患者・見舞客・出入り業者など，すべての方の禁煙を徹底するというものです。すなわち，患者さんへの病院側からの真のサービスは，隔離した喫煙場所を提供することでなく，健康を害す

るタバコとは縁のない環境を，少しでも多く提供するという考え方なのです。

　私どもの歯科大学附属病院も，20年前に患者さんのための喫煙スペースを廃止しました（図表3-31）。

　しかし当時これは，一部の患者さんにとっては，不満であったらしく，"健康への影響は理解できるが，緊張した診療後の一服が唯一の楽しみであったのに残念だ""なぜ，隔離されたところで吸うのもいけないのか！　誰にも迷惑をかけてないのに！"と，その思いを訴えられたことがあります。この時は"ここが病院である以上，健康を損なう喫煙の機会と場所を，病院内でこれ以上提供できない"ことを伝え，理解していただきました。

　確かに来院される方の中には，健康への害を承知で，喫煙を生活の中で楽しんでいる方もいます。喫煙で，ストレスを押さえなければ仕事のできない方もいます。しかし，先に述べたように歯科の病気も喫煙が原因で，発病したり，悪くなったりすることが明らかになっています。

　よって，すべての治療を歯科医師に任せるのでなく，自分自身で病気を治すための努力のひとつとして，そして歯科治療への積極的な協力として，自ら禁煙を考える必要があるのではないでしょうか。

　現在，全国小中高等学校でも学校敷地内禁煙を実施している所が増えています。これは，教職員・来客者すべてを対象としたものですが，そのねらいは「健康でクリーンな学習環境を作り，児童・生徒に禁煙教育を徹底する」ことなのです。

　このように，これまでの個人レベルでの禁煙の考え方から，より広い視点をもった組織ぐるみでの禁煙対策へと時勢が変化してきました。

7. 喫煙・歯周病・全身疾患——魔のトライアングル

★歯周病が命を脅かし，喫煙がそれを後押し

　以前"フロスか死か？"——この言葉が，歯科界で大きな話題となりました。この言葉は「歯磨きやデンタルフロス（糸楊子）を一生懸命行って，口の健康を維持して長生きしますか？　それとも歯磨きを怠けて歯周病になり，さらに他の病気になって死にますか？」という意味です。

　これから，この「死をもたらすという恐ろしい方程式」と，そこに喫煙がどうかかわってくるのかについて，説明したいと思います。

　歯周病の直接的な原因は，細菌性プラークや歯石です（51～52ページ）。しかし実際には，その背景に遺伝，ある種の全身の病気，ストレス，習癖，そして食べ物の嗜好や生活態度などの生活習慣などがかか

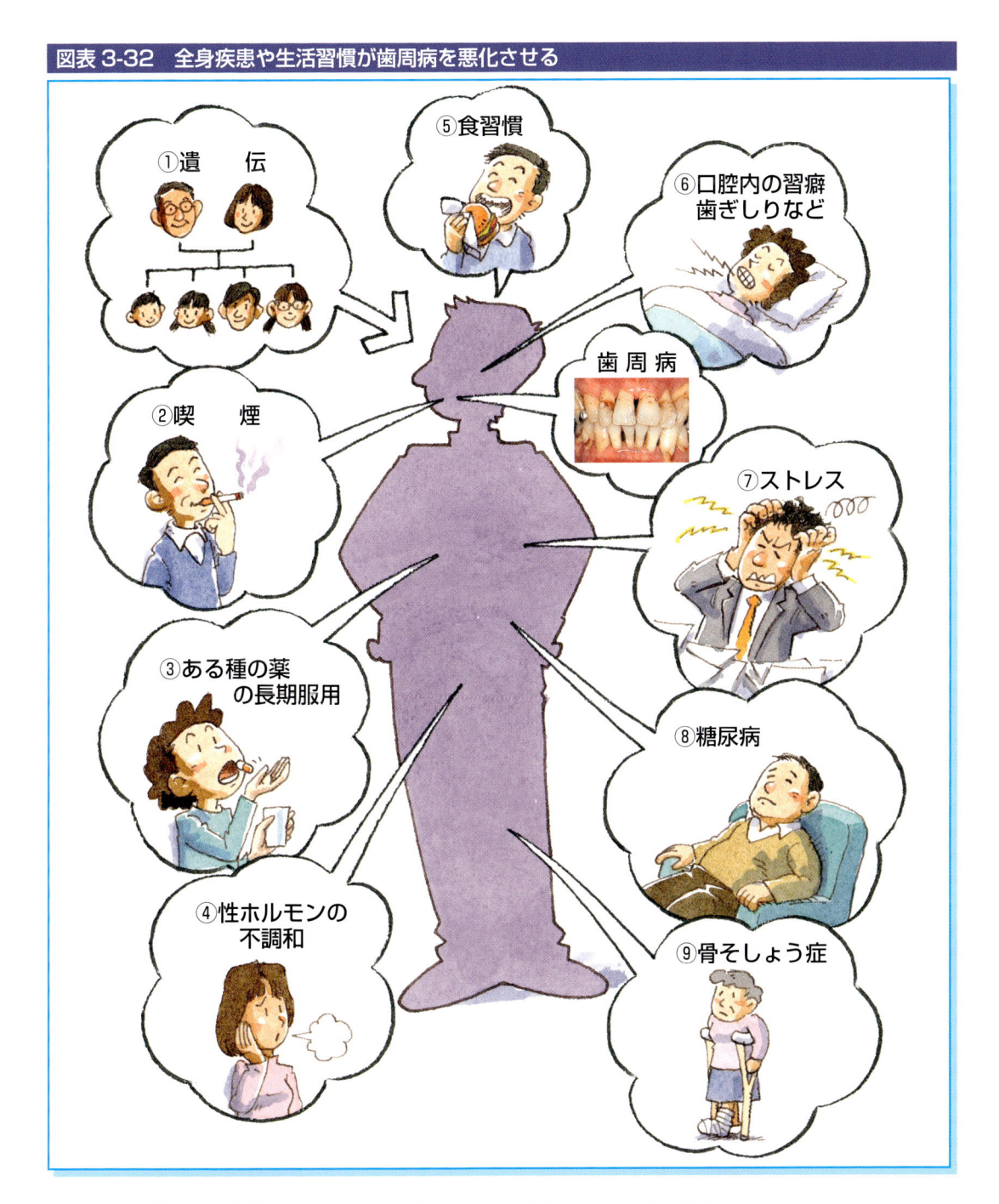

第3章　喫煙はお口の健康にこんな悪影響が

図表3-32　全身疾患や生活習慣が歯周病を悪化させる

①遺伝
②喫煙
③ある種の薬の長期服用
④性ホルモンの不調和
⑤食習慣
⑥口腔内の習癖 歯ぎしりなど
歯周病
⑦ストレス
⑧糖尿病
⑨骨そしょう症

わり，その場合，歯周病をさらに重篤にしたり，普通とは違った症状を引き起こすことがあります（図表3-32）。

これらの歯周病の発症や進行に関与する要素を，危険因子（リスクファクター）と呼びます。そして，すでに述べたように，喫煙も歯周病の大きな危険因子のひとつです。すなわち「喫煙を含むさまざまな危険

図表 3-33　日本人の死亡原因のランク分け

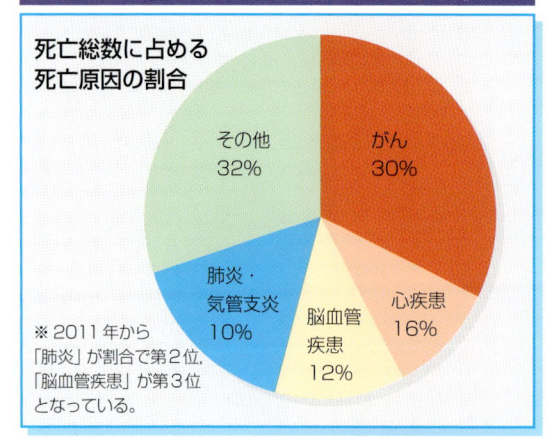

死亡総数に占める死亡原因の割合
- がん　30%
- その他　32%
- 肺炎・気管支炎　10%
- 脳血管疾患　12%
- 心疾患　16%

※2011年から「肺炎」が割合で第2位、「脳血管疾患」が第3位となっている。

（厚生労働省　2006年）

因子が，歯周病の症状を，修飾し変化させている」と考えることができます。

次に「歯周病が，私たちの命を脅かすさまざまな病気を引き起こす原因となり，喫煙がそれをさらに後押ししている」というお話をいたします。

★**全身疾患の原因は歯周病にある！**

日本人の死亡原因を見てみると，その上位を占めるのが，①がん，②心疾患，③脳血管疾患，④肺炎・気管支炎という順番になります（図表3-33）。

喫煙が，がんや肺炎などの呼吸器系疾患発症とかかわりが深いことは，すでにお話ししました。そして最近，恐ろしいことに，この死亡率上位を占める病気に関係する病気として，歯周病があげられるようになってきているのです（図表3-34）。

では，それらの病気と歯周病との関係について，解説していきましょう。

①**心臓病・**②**脳卒中**

口の中が健康な方と比較して，歯周病の患者さんは，致命的な心臓発作が起こる確率が，2.8倍も高いことが示されています。

この原因としてわかっていることは，プラークの中や腫れている歯茎にいる歯周病の原因菌（*Porphyromonas gingivalis* など）が，歯茎の毛細血管に入り，血液の流れに乗って心臓付近までやってきて（血行感染），心臓の血管（冠動脈）の内側の壁で血管の太さを狭める，アテローム性プラークなどの物質の構築や動脈硬化に関与することです（図表3-34-①）。

この状態が生じると血液の流れが細くなり，またさらにすすむと血管が詰まり，心臓の筋肉に酸素や栄養が行かなくなり，狭心症，そして心筋梗塞などが生じることになります（図表3-34②）。また，脳の血管でも同じことが起こり，脳梗塞のような疾患が生じることも考えられます。

③**肺　　炎**

歯周病をもつ患者さんでは，健康な方より，誤嚥性肺炎（吸引性肺炎）の危険性が高まることもわかっています。

口の中は，気管支や肺とつながっているので，口の中が不潔で，歯周病菌が誤って唾液などと一緒に気管に入ると，気管支上皮の炎症が起こったり，肺炎の原因となる病原菌の気管や肺への感染を促進し，誤嚥性肺炎（吸引性肺炎）が起こりやすくなり，寝たきりのお年寄りの方々などにとっては重大な問題です（図表3-34-③）。

④**糖　尿　病**

歯周病にかかっていると，炎症によって生じたCRPという物質が肝臓の働きをに

第3章　喫煙はお口の健康にこんな悪影響が

図表3-34　全身疾患の原因の1つに歯周病がある

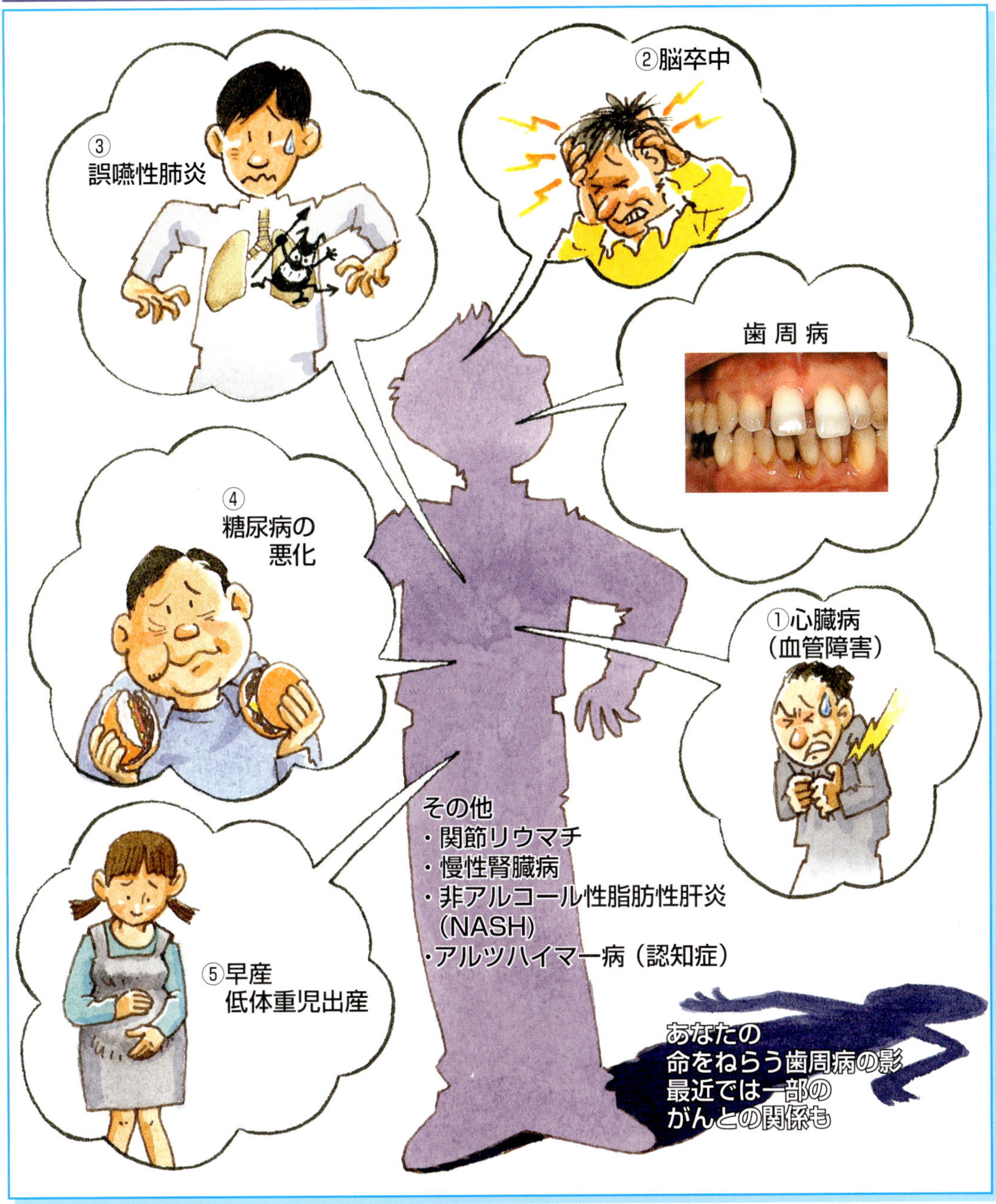

③ 誤嚥性肺炎
② 脳卒中
歯周病
④ 糖尿病の悪化
① 心臓病（血管障害）
⑤ 早産 低体重児出産

その他
・関節リウマチ
・慢性腎臓病
・非アルコール性脂肪性肝炎（NASH）
・アルツハイマー病（認知症）

あなたの命をねらう歯周病の影
最近では一部のがんとの関係も

ぶらせ，糖分であるグルコースの分解能力を低下させ，同様にTNF-αという炎症性サイトカインの量が増えると，肝臓や脂肪細胞筋肉がインスリンを使用して血糖値を下げることがうまくいかなくなって，血糖値のコントロールが不十分となることがわかっています（図表3-34-④）。

また，歯周病の治療を行うことで，血糖

71

図表3-35 死の方程式

① 歯周病の発症　　　　　＝ 健康歯肉＋プラーク
　歯周病の可能性の増加　＝（健康歯肉＋プラーク）×喫煙
　歯周病の進行　　　　　＝［（健康歯肉＋プラーク）×喫煙］×喫煙…

② 全身の病気発症の可能性の増加　＝ 歯周病＋歯周病菌の全身への感染
　死亡の可能性の増加　　　　　　＝（歯周病＋歯周病菌の全身への感染）×喫煙

値のコントロールがうまくいくようになったという研究報告も出てきています。

⑤早産・低体重児の出産

口の中が健康な妊婦さんより，歯周病をもっている方のほうが，低体重児出産（2500g未満）や早産（37週未満）の確率が約7倍高いことが示されています。

その原因として，歯周炎に長期間罹っているとプロスタグランディンという，炎症と関係のある物質の血液中での値が高まり，子宮収縮の促進が起こることなどが考えられています（図表3-34-⑤）。

このように，歯周病にかかっている方では，その原因菌やそれがもっている毒素，そして歯周病のある場所で作られた物質が体中を旅して行って，いろいろな臓器で，命にかかわるさまざまな問題を引き起こしている可能性が高いのです。

これらの問題を受けて，現在「歯周医学（ペリオドンタルメディシン）」という考え方が確立されつつあり，歯科医師と医師の連携による医療の実践の重要性がクローズアップされています。

「フロスか死か！」――この言葉は，決して言いすぎではないことになります。

★歯周病と喫煙と全身疾患

以上のような関係を見ていくと，ひとつの方程式が姿を現してきます（図表3-35）。

［死の方程式その①］

喫煙が，歯周病を引き起こしやすい状況をつくり→プラーク中の歯周病菌により，歯周病が発症する→次に，歯周病の症状を喫煙が悪化させ歯周病が進行する→悪化した歯周病を，さらに喫煙が重度にする。

［死の方程式その②］

歯周病菌が体中に散って，さまざまな全身的問題を引き起こすのに力を貸す→一方，喫煙によりがんや気管支炎などが発症する→そして，病気の総攻撃を受けて，残念ながら命が奪われてしまう。

これは，もちろん最悪の事態ではありますが，ドミノ倒しのように，歯周病と喫煙をきっかけに，連鎖的に生じる可能性の高い出来事のシナリオです。

これらの事実からも，全身の健康（トータルヘルスケア）のためには，禁煙を励行し併せて歯周病をきちんと治すことの重要性が，ご理解いただけると思います。

第4章

こうすれば
タバコはやめられる

1. 喫煙はなぜやめられない？
〜やめたいけどやめられない，そのわけは？〜

★タバコへの依存は薬物依存！

　喫煙者の方で，自分や家族の健康のために"今日から禁煙しよう‼"と，考えたことのある方は多いと思います。しかし，どうしてもやめられなかったり，または一時期やめても，ある時思わず吸ってしまい，元の状態に逆戻り，というケースは少なくないと思います。

　これは，いったいどうしてなのでしょうか？
　①自分自身の意志の弱さの問題？
　②別に何か秘密があるのか？
　実は，これには"タバコへの薬物依存"というカラクリがあるのです。

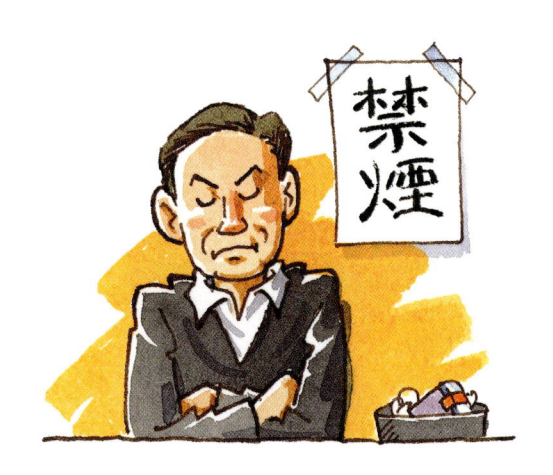

★タバコへの依存はなぜ起こるのか？

　"依存"という言葉で，すぐに思い浮かぶのは，アルコールへの依存や，麻薬などへの薬物依存ではないかと思います（図表4-1）。

　"アルコール中毒"や"麻薬中毒"といった言葉は，この薬物依存が高度である状態の表現のひとつとしてよく使われますが，いずれも私たちの体にとって，とても深刻な状況です。つまり，これらを摂取することによって，快適な状態，いわゆる"多幸感"という精神的効果が生じることが曲者なのです。

　一度この経験をすると，"もう一度"という欲求の増大が生じます。そして，やがて同じ量では効かなくなり，"もっと"ということになります（耐性の発現）。さらにそのまま続けていくと，今度はその薬物の効果が切れたときに，不快症状が見られるようになります（退薬症状）。これは禁断症状とも呼ばれます（図表4-1）。

　すなわち，薬の効いている体の状態を普通の状態と錯覚するようになり，それが切れた状態を続けられなくなり，その薬なしには生活が困難な状況となります。

　実は喫煙習慣も，薬物依存のひとつと考えられています。たとえば"ほっ"とした

図表 4-1　薬物の種類による耐性，依存性の程度

薬物種	依存 精神依存症	依存 退薬症状
アルコール	★(薄)	★
ニコチン	★	★(薄)
カフェイン	★(青)	★(薄)
アンフェタミン・コカイン	★	★(薄)
鎮静薬	★(青)	★
大麻成分	★(青)	★(薄)
幻覚薬	★(青)	○

○：なし　★(薄)：軽度　★(青)：中程度　★：重度

（Leo E. Holloster, 1985を一部改変）

り，"すっきりしたり"するために，喫煙するケースは多いと思います。

これは，知らず知らずに，タバコの薬物作用による，快適さの獲得や精神的苦痛の回避効果などを期待している状態なのです。つまり喫煙には，精神依存性があるといえ，喫煙を重ねるごとに，徐々に薬物依存，中毒の状態へと導かれていくのです。

では，これらの効果を得る，タバコに含まれている薬物は何なのでしょうか？

タバコの煙の中には，約4000種類の化学物質が含まれ，そのうちの約200種類が有害物質で，ニコチン，タール，一酸化炭素が3大有害物質であることはすでにお話しました（第2章38ページ）。

その中で，薬物依存効果を担うのは，ニコチンで，タバコへの依存はニコチン摂取への依存なのです。この物質は，ニコチン○○gというタバコケースの表記からもうかがえるように，俗にいうタバコの強さの指標にもなっています。

このニコチンという物質，実はなかなかやっかいな性質をもっているのです。

★ニコチンの作用

ニコチンには，興奮作用と鎮静作用の，相反する作用があります。つまり少量のニコチンは，心臓をどきどきさせたり，血管を収縮させたり，血圧を上昇させたりする交感神経を刺激しますが，大量になってくると，それらを反対に抑制する働きをするようになり，副交感神経が優位となります。そして，これらの作用が原因で生じるさまざまな感覚が，喫煙時の精神状態の変化と関係するのです。

一方，ニコチンには免疫抵抗力を抑制し，細菌などの微生物感染への抵抗力を弱める効果が知られています。

また，ニコチンは集中力にも影響し，非喫煙者と比較して，図表4-2のようにニコチンの作用があるときはよいのですが，そうでないときは低下します。ニコチンが少なくなってくると，イライラしてきてタバコをくわえることの繰り返しとなり，結果的には作業能率は低下するのです。

タバコの煙に含まれる一酸化炭素が，血液中のヘモグロブリンと結合し，全身諸臓器への酸素の運搬を阻害し，脳や各臓器に一種の酸素欠乏状態を引き起こすことも知られています。

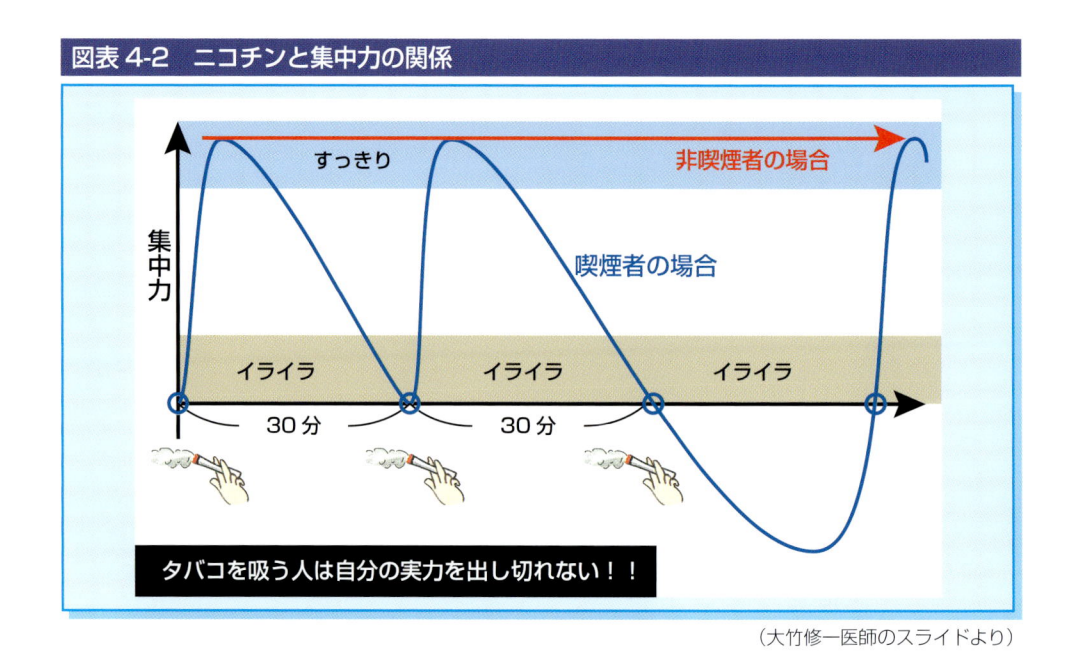

図表 4-2　ニコチンと集中力の関係

タバコを吸う人は自分の実力を出し切れない！！

（大竹修一医師のスライドより）

★タバコへの依存度テスト

　喫煙を続ける動機としては「緊張をほぐすため」「ストレス解消」「眠気覚まし」「手持ちぶさた」「口もとがさみしい」などをあげられる方が多いようですが，結局，これらの理由は，ニコチンの興奮作用と依存傾向を表現しているのです。

　タバコを吸うと，ニコチンは約7秒間で肺から脳に達するといわれています。

　脳には，ニコチンと結びついて作用する受容体という部分があります。ここにニコチンが結合すると，脳からドパミンと呼ばれる物質が出ますが，これが快感を得られる基となります。これは仕事から解放されたり，褒められてうれしかったりしたときなどに出る物質ですが，ニコチンが作用した場合は40〜50分くらい出るといわれています。

　しかし，ニコチンの作用がなくなると，イライラ，落ち着かないなどの禁断症状が出るため，またニコチンを必要とするようになります。そのために，タバコを一定時間おきに吸わなければならなくなるわけです（図表4-2）。

　よって，普通の状態にするためにニコチンを必要とする，いわゆるニコチン依存症となります。

　ここに，ニコチン依存度評価表というものがあります（図表4-3①，②）。これらの項目の質問に答え，その得点を合計することで，タバコやニコチンへの依存度をテストすることができます。

　ちなみに，両テストとも，高得点であるほどタバコやニコチンへの依存度が高いことを示しています。喫煙者の方は，自分の依存度を評価してみてください。

　6点以上あった方は，タバコにとりつか

図表4-3-① ファーガストロームニコチン依存度テスト

	0点	1点	2点	3点
①朝目が覚めてから何分くらいで最初のタバコを吸いますか	61分以後	31～60分	6～30分	5分以下
②禁煙の場所でタバコを我慢するのが難しいですか	いいえ	はい		
③あなたは1日の中でどの時間帯のタバコをやめるのに最も未練が残りますか	右記以外	朝起きた時の目覚めの1本		
④1日何本吸いますか	10本以下	11～20本	21～30本	31本以上
⑤目覚めて2～3時間と，その後の時間帯とどちらが頻繁にタバコを吸いますか	その後の時間帯	目覚めて2～3時間		
⑥病気でほとんど寝ている時でも，タバコを吸いますか	いいえ	はい		

ニコチン依存度判定 0～2点：たいへん低い，3～4点：低い，5点：ふつう，6～7点：高い，8～10点：たいへん高い
注）わが国では簡便的に0～3点：低い，4～6点：ふつう，7～10点：高いと3段階で利用されていることも多い

図表4-3-② タバコ依存症スクリーニング

① 自分が吸うつもりよりも，ずっと多くタバコを吸ってしまうことがありましたか
② 禁煙や本数を減らそうと試みてできなかったことがありましたか
③ 禁煙したり本数を減らそうとしたときに，タバコがほしくてほしくてたまらなくなることがありましたか
④ 禁煙したり本数を減らそうとしたときに，次のどれかがありましたか（イライラ，神経質，落ちつかない，集中しにくい，ゆううつ，頭痛，眠気，胃のむかつき，脈が遅い，手のふるえ，食欲または体重増加）
⑤ 上の症状を消すために，またタバコを吸い始めることがありましたか
⑥ 重い病気にかかって，タバコはよくないとわかっているのに吸うことがありましたか
⑦ タバコのために健康問題が起きているとわかっていても吸うことがありましたか
⑧ タバコのために精神的問題が起きているとわかっていても吸うことがありましたか
⑨ 自分はタバコに依存していると感じることがありましたか
⑩ タバコが吸えないような仕事やつきあいを避けることが何度かありましたか

「はい」（1点），「いいえ」（0点）で回答を求める
「該当しない」場合（質問4で，禁煙したり本数を減らそうとしたことがない等）には0点を与える

判別方法：合計点が5点以上の場合，ICD-10診断によるタバコ依存症である可能性が高い（80％）
スクリーニング精度等：感度＝ICD-10タバコ依存症の95％が5点以上を示す．特異度＝ICD-10タバコ依存症でない喫煙者の81％が4点以下を示す．得点が高い者ほど禁煙成功の確率が低い傾向にある．

れているようです。もう一度，ご自分の喫煙習慣について考えてみることをおすすめします。

タバコへの薬物依存は，麻薬のように短期間で健康に重大な影響を及ぼしたり，効果がなくなったときに，強い禁断症状が発

現するわけではありません。しかし，喫煙はさまざまな病気の引き金であり，さらに，やめたくてもやめられない依存性をもつ習慣であることです。

現在，若年層では，喫煙がファッションのひとつであるようなとらえ方をしている傾向にありますが，最初は「ちょっと1本だけ」と考えて吸い始めると，やがて中毒に陥る可能性があることに十分注意する必要があります。

若い時期から喫煙習慣をもつと，長期間，有毒物質に体がさらされる危険性をもつことになります。できるだけ早い時期に，喫煙の危険性に気づき，そのワナから逃れるように対処する必要があります（図表4-4）。

たとえば，喫煙抑制因子の依存的喫煙のところを見ると，この場合は社会的抑制があっても，とてもやめにくい状態であると考えられます。

では，どうしたら喫煙をやめられるのでしょうか？

図表4-4 喫煙をしようと思うわけ／やめようと思うわけ

	初喫煙	散発的喫煙	習慣的喫煙	依存的喫煙
喫煙形成因子（喫煙しようと思うわけ）	好奇心 好イメージ 友人のすすめ など	心理的・薬理学的効果の反復体験 喫煙方法の確立化へ	非喫煙時の覚醒レベルの低下 精神的依存（★）	退薬症候の発現 精神的依存（★）
喫煙抑制因子（やめようと思うわけ）	有害知識 価値観 嫌悪効果	有害知識 社会的抑制（★）	身体への影響（★） 社会的抑制（★）	身体への影響（★） 社会的抑制（★）

★：軽度　★：中程度　★：重度（程度が高くなるほどやめにくい）

2. "タバコをやめる"にはどんな方法が？

タバコの中の成分のひとつであるニコチンの作用が，タバコをやめたくてもなかなかやめられない，いわゆる薬物依存の原因となることをお話ししました。すなわち，禁煙を試みようとしても，時間が経つと吸いたくてたまらなくなってしまう欲求の仕組みの中に，ニコチンの薬物としての作用が潜んでいたのです。

しかし，喫煙への願望を構成する要素はそれだけではなく，生活習慣や周りの環境，感情などが関与しています。禁煙を志し，実際に成功した人はわずか20〜30％にすぎないそうです。

喫煙は，個人的趣味や嗜好であるという考え方をされていましたが，現在では喫煙は喫煙病（依存症＋喫煙関連疾患）という病気のひとつで，そのため喫煙者は，積極的禁煙治療を必要とする患者と考えて，対応しなければならないと考えられるようになりました。

第4章　こうすればタバコはやめられる

事実，禁煙支援対策，禁煙支援の方法も大きく進化しています。

これまで以上の禁煙指南本が発刊され，ウェブ上でも多くの支援サイトが立ち上がり，禁煙を始めたいという方々への動機づけ，知識の提供，維持のための支援体制が整っています。

それには，喫煙の健康被害をこれでもかとばかりに提示して意識を変えていくもの，タバコやライター，灰皿などの喫煙用具を捨て，家族や周りに禁煙宣言して，喫煙環境を遠ざける方法，体操やストレッチ，散歩などを励行し，酒場などに近寄らず誘惑を断ち切るなど，喫煙の動機を遠ざけてしまうように生活習慣を変える方法，ある種の食品を利用して喫煙意欲をなくしてしまうもの（昔懐かしい紅茶キノコを覚えていますか？）があります。しかし，それでもやめられないという方のためには，医療機関の協力があります。

では，その基本的な考え方，禁煙への心構えについて述べていくことにします（図4-5）。

図表4-5　禁煙の原則

1．自分の意志を確認する
- 禁煙しようという絶対に崩さない確固たる信念を持つ
- 節煙は，禁煙の第一歩ではない
- 喫煙に対する意識の変革
  〜喫煙は何かの象徴ではない〜

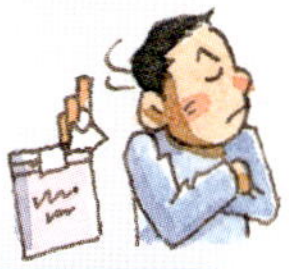

2．周辺の環境を整備する
- 喫煙具をなくす
  〜タバコ・ライター・灰皿を捨てる〜
- 喫煙環境に近づかない
  〜喫茶店・盛り場などを避ける〜
  〜自分の喫煙パターンを解析し対応する〜
- 休暇の間に禁煙する
- 家族や職場へのアピールを
- 禁煙仲間をつくる

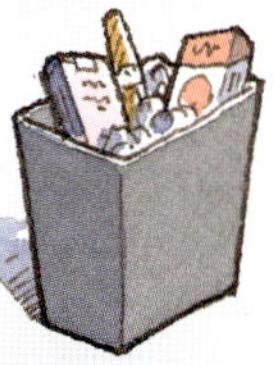

3．タバコに変わるものを使用する
- 深呼吸
- 散歩
- 運動
- シュガーレスガム
- 歯みがき
- ニコチン代替療法
  〜ニコチンガム〜
  〜ニコチンパッチ〜
- バレニクリンの服用

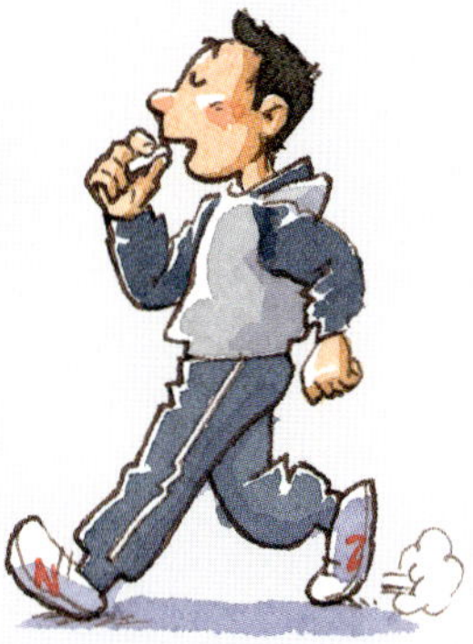

4．禁煙のメリットを自分で考える
- 自分にとってプラスとなるのは何か？

★禁煙の実行にとってまず大切なもの

それは自分の意志です。"何を当たり前のことを"とお考えになるかもしれませんが，"○○○○だから禁煙しよう！"――

この気持ちを，どんなことがあっても最後まで維持していくことが，一番大切なことなのです。

それには，まず節煙などと考えずに，禁煙を最初から目指すべきです。節煙という場合には，すでに"最初からやめるのはきつい"とか"徐々に減らせば大丈夫"などという甘えが生じます。節煙しても，何かのきっかけで，元どおりになり，禁煙に失敗する方は多くいます。やはり"きっぱりとやめる"――これが大切です。

禁煙の動機で一番多いのは"健康のため"ですが，その他には，結婚や妊娠または子供ができたなどの家庭環境の変化，タバコ代の削減などの経済的理由，部屋や洋服が臭くなる……などがあげられます（第1章14ページ）。

若い方で，喫煙が大人のしるしであるとか，反抗心のアピールであるとか，ファッションや洗練された仕草のひとつであるとか……，何かの良き象徴と考えている傾向がありますが，これは大きな誤りです。

また，ダイエットのためというのも本末転倒です。かけがえのない健康を，自ら損なっているのに，やせるためであるとか，美容のためなどと考えてはいけません。このような動機で喫煙を始めた方は，ニコチン中毒となりタバコのとりこにならないうちに，すみやかに考え方を変えて，その習慣を断ち切るべきです。

いずれにしても，禁煙の成功には，それを決意した理由を忘れることなく，常に再認識することが大切です。

★禁煙のための環境づくり

禁煙のためには，自分の周りの環境を整えることが大切です。たとえば，喫煙したくなるような環境をできる限りつくらないことです。

それには，前述のようにタバコやライター，灰皿などの喫煙用具を思い切って処分してしまいましょう。そして，喫煙願望の強くなる酒席や盛り場，喫茶店などへの出入りを極力避けることです。

とくに禁煙開始当初は，喫煙願望がかなり高くなり，イライラや欲求不満度が増します。こんな時期に，喫煙しやすい環境に身をおいたりし，それに仕事などのストレスや，お酒の酔いなどが加わってくると，せっかくの決意が揺らいでしまうこともあります。

仕事をお持ちの方なら，次のことを試みてみましょう。まず，自分が喫煙をしている時間や環境，心理状態などを，日記かメモとして記録するのです。

そして，それをもとに自分の喫煙パターンを分析して，喫煙したくなるような環境に入るのを回避するとか，そういう状況になる前に手を打てるように準備しておきます。たとえば，目覚めの一服の欲求に対しては，起きたらすぐに歯みがきするとか，水を飲むとか，散歩してみるとかの工夫をするのです。

仕事の環境と喫煙環境とがあまりにも密接している場合には，比較的長期休暇のとれる時期に，禁煙開始時期を合わせたりし

第4章　こうすればタバコはやめられる

図表4-6　禁煙補助薬の概要

	バレニクリン	ニコチンパッチ	ニコチンガム
	商品名：チャンピックス®〔ファイザー㈱〕	商品名：ニコチネル®パッチ〔ノバルティス・ファーマ㈱〕 商品名：シガノン®CQ〔大正製薬㈱〕〔グラクソ・スミスクライン㈱〕	商品名：ニコレット®〔ジョンソン・エンド・ジョンソン㈱〕
特徴と使用法	・医師の処方箋が必要です ・使用条件があり，健康保険が使えます ・ニコチンを含まない飲み薬です ・禁煙時の離脱症状だけでなく，喫煙による満足感も抑制します ・禁煙を開始する1週間前から飲み始め，12週間服用します	・医師の処方による医療用と薬局で販売されている一般用があります ・ニコチンを皮膚から吸収させる貼り薬です ・毎日1枚皮膚に貼り，離脱症状を抑制します ・禁煙開始日から使用し，8週間の使用期間を目安に貼り薬のサイズが大きいものから小さいものに切り替えて使用します	・薬局薬店で販売されています ・口の中の粘膜からニコチンを吸収させるガム製剤です ・タバコを吸いたくなった時に，1回1個をゆっくり間をおきながらかみ，離脱症状を抑制します ・禁煙開始日から使用し，12週間の使用期間を目安に使用個数を減らしていきます
欠点・主な副作用と対策	①嘔気が起こることがあります 　・服用し始めの1～2週間にもっとも多い 　・必ず食後にコップ1杯の水か，ぬるま湯で服用する 　・必要に応じて制吐剤を処方する，または用量を減らす ②頭痛，便秘，不眠，異夢，鼓腸 　・標準的な頭痛薬，便秘薬，睡眠薬を処方する，または用量を減らす	①皮膚のかゆみ，かぶれが起こることがあります 　・貼付場所を毎日変える 　・早めにはずす 　・症状がひどいときは医師へ相談 ②不眠，夢 　・夜ははずすようにする ③ニコチンが多すぎる時，頭痛などの症状が起こるときがあります 　・1サイズ小さいものにする 　・セロハンテープをパッチの裏に貼り，パッチの接触面積を減少させる	①むかつき，のどの刺激 　・唾液を飲み込まないようにする 　・1/2に切って使用する ②噛み方などの使用法にコツが必要であり，使用法によって効果に差があることがあります 　・ニコチンパッチを使用する ③ガムを噛めない人がいます 　・なめるだけでも効果がある ④口の中が酸性のときは吸収が悪くなります 　・炭酸飲料，コーヒー，アルコール飲料などと併用しない

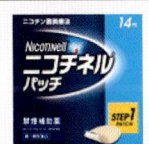

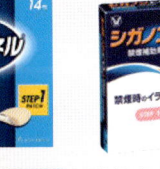

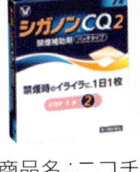

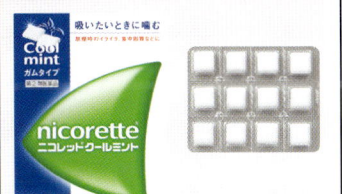

て，禁煙しやすい期間の設定につとめましょう。

また，家族や職場などの周囲の人たちに禁煙をアピールすることで，周囲の人びとによる監視体制（？）を作り上げてしまうのも効果的です。

81

さらにいうと、周りの喫煙者も禁煙仲間にして、協力・連絡し合うことも一案です。"ただいま禁煙中"などの張り紙をして頑張っている場面が、よくマンガなどで取り上げられますが、まさにそんな環境に自分を追い込んでしまうのです。

★禁煙の実施を補助するもの

吸いたくなったら、まず深呼吸したり、散歩をしたりし、口がさみしくなったりしたら、シュガーレスガムや歯ブラシをしてみたりすること、ストレスを感じたら、運動や趣味などで発散させるようにつとめることなどが一般的な方法です。

しかし、これらは前述したような、ニコチン依存症からの脱出にとって、確実な決め手となる方法ではありません。

多くの医療機関で禁煙外来の設置がすすみ、2006年4月から保険適用になり、それに伴い経済的負担も少なく、多くの方が禁煙外来を利用可能となりました。ニコチンへの依存性の強い方々ほど禁煙はつらいものですが、これまでの禁煙補助薬であるニコチンガムやニコチンパッチなどを使用するニコチン代替療法に加えて、新たに経口剤の禁煙補助薬バレニクリン（チャン

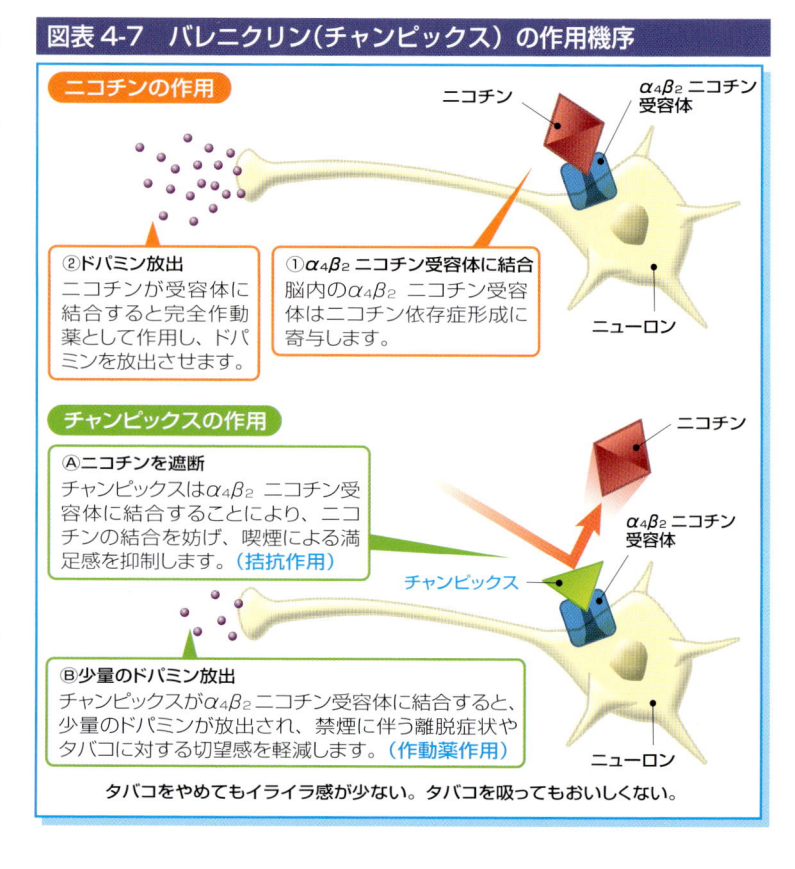

図表4-7　バレニクリン（チャンピックス）の作用機序

【ニコチンの作用】
- ①$\alpha_4\beta_2$ ニコチン受容体に結合
  脳内の$\alpha_4\beta_2$ ニコチン受容体はニコチン依存症形成に寄与します。
- ②ドパミン放出
  ニコチンが受容体に結合すると完全作動薬として作用し、ドパミンを放出させます。

【チャンピックスの作用】
- Ⓐニコチンを遮断
  チャンピックスは$\alpha_4\beta_2$ ニコチン受容体に結合することにより、ニコチンの結合を妨げ、喫煙による満足感を抑制します。（拮抗作用）
- Ⓑ少量のドパミン放出
  チャンピックスが$\alpha_4\beta_2$ ニコチン受容体に結合すると、少量のドパミンが放出され、禁煙に伴う離脱症状やタバコに対する切望感を軽減します。（作動薬作用）

タバコをやめてもイライラ感が少ない。タバコを吸ってもおいしくない。

ピックス）が開発、市販され、禁煙治療に使用されるようになりました（図表4-6）。

ニコチンをタバコからでなく、ニコチンガムやシール（パッチ）から体に吸収させて、イライラ感などの離脱症状を軽減しつつ、喫煙本数を減らし、やがては禁煙を実現する方法がニコチン代替療法と呼ばれるものですが、バレニクリンはニコチンを含んでいる薬ではありません。

タバコの煙の中のニコチンは、脳内の$\alpha_4\beta_2$ニコチン受容体という部分にくっつくことによって、さまざまな作用（タバコを吸ったときのさまざまな感覚）を引き起こしますが、このバレニクリンは、服用す

第4章　こうすればタバコはやめられる

図表 4-6　禁煙補助薬の概要

	バレニクリン	ニコチンパッチ	ニコチンガム
	商品名：チャンピックス®〔ファイザー㈱〕	商品名：ニコチネル® パッチ〔ノバルティス・ファーマ㈱〕 商品名：シガノン®CQ〔大正製薬㈱〕〔グラクソ・スミスクライン㈱〕	商品名：ニコレット®〔ジョンソン・エンド・ジョンソン㈱〕
特徴と使用法	・医師の処方箋が必要です ・使用条件があり，健康保険が使えます ・ニコチンを含まない飲み薬です ・禁煙時の離脱症状だけでなく，喫煙による満足感も抑制します ・禁煙を開始する1週間前から飲み始め，12週間服用します	・医師の処方による医療用と薬局で販売されている一般用があります ・ニコチンを皮膚から吸収させる貼り薬です ・毎日1枚皮膚に貼り，離脱症状を抑制します ・禁煙開始日から使用し，8週間の使用期間を目安に貼り薬のサイズが大きいものから小さいものに切り替えて使用します	・薬局薬店で販売されています ・口の中の粘膜からニコチンを吸収させるガム製剤です ・タバコを吸いたくなった時に，1回1個をゆっくり間をおきながらかみ，離脱症状を抑制します ・禁煙開始日から使用し，12週間の使用期間を目安に使用個数を減らしていきます
欠点・主な副作用と対策	①嘔気が起こることがあります ・服用し始めの1～2週間にもっとも多い ・必ず食後にコップ1杯の水か，ぬるま湯で服用する ・必要に応じて制吐剤を処方する，または用量を減らす ②頭痛，便秘，不眠，異夢，鼓腸 ・標準的な頭痛薬，便秘薬，睡眠薬を処方する，または用量を減らす	①皮膚のかゆみ，かぶれが起こることがあります ・貼付場所を毎日変える ・早めにはずす ・症状がひどいときは医師へ相談 ②不眠，夢 ・夜ははずすようにする ③ニコチンが多すぎる時，頭痛などの症状が起こるときがあります ・1サイズ小さいものにする ・セロハンテープをパッチの裏に貼り，パッチの接触面積を減少させる	①むかつき，のどの刺激 ・唾液を飲み込まないようにする ・1/2に切って使用する ②噛み方などの使用法にコツが必要であり，使用法によって効果に差があることがあります ・ニコチンパッチを使用する ③ガムを噛めない人がいます ・なめるだけでも効果がある ④口の中が酸性のときは吸収が悪くなります ・炭酸飲料，コーヒー，アルコール飲料などと併用しない

て，禁煙しやすい期間の設定につとめましょう。

また，家族や職場などの周囲の人たちに禁煙をアピールすることで，周囲の人びとによる監視体制（？）を作り上げてしまうのも効果的です。

さらにいうと，周りの喫煙者も禁煙仲間にして，協力・連絡し合うことも一案です。"ただいま禁煙中"などの張り紙をして頑張っている場面が，よくマンガなどで取り上げられますが，まさにそんな環境に自分を追い込んでしまうのです。

★禁煙の実施を補助するもの

吸いたくなったら，まず深呼吸したり，散歩をしたりし，口がさみしくなったりしたら，シュガーレスガムや歯ブラシをしてみたりすること，ストレスを感じたら，運動や趣味などで発散させるようにつとめることなどが一般的な方法です。

しかし，これらは前述したような，ニコチン依存症からの脱出にとって，確実な決め手となる方法ではありません。

多くの医療機関で禁煙外来の設置がすすみ，2006年4月から保険適用になり，それに伴い経済的負担も少なく，多くの方が禁煙外来を利用可能となりました。ニコチンへの依存性の強い方々ほど禁煙はつらいものですが，これまでの禁煙補助薬であるニコチンガムやニコチンパッチなどを使用するニコチン代替療法に加えて，新たに経口剤の禁煙補助薬バレニクリン（チャンピックス）が開発，市販され，禁煙治療に使用されるようになりました（図表4-6）。

ニコチンをタバコからでなく，ニコチンガムやシール（パッチ）から体に吸収させて，イライラ感などの離脱症状を軽減しつつ，喫煙本数を減らし，やがては禁煙を実現する方法がニコチン代替療法と呼ばれるものですが，バレニクリンはニコチンを含んでいる薬ではありません。

タバコの煙の中のニコチンは，脳内の$\alpha_4\beta_2$ニコチン受容体という部分にくっつくことによって，さまざまな作用（タバコを吸ったときのさまざまな感覚）を引き起こしますが，このバレニクリンは，服用す

図表4-7　バレニクリン（チャンピックス）の作用機序

ニコチンの作用

②ドパミン放出
ニコチンが受容体に結合すると完全作動薬として作用し，ドパミンを放出させます。

①$\alpha_4\beta_2$ニコチン受容体に結合
脳内の$\alpha_4\beta_2$ニコチン受容体はニコチン依存症形成に寄与します。

ニコチン／$\alpha_4\beta_2$ニコチン受容体／ニューロン

チャンピックスの作用

Ⓐニコチンを遮断
チャンピックスは$\alpha_4\beta_2$ニコチン受容体に結合することにより，ニコチンの結合を妨げ，喫煙による満足感を抑制します。（拮抗作用）

Ⓑ少量のドパミン放出
チャンピックスが$\alpha_4\beta_2$ニコチン受容体に結合すると，少量のドパミンが放出され，禁煙に伴う離脱症状やタバコに対する切望感を軽減します。（作動薬作用）

ニコチン／$\alpha_4\beta_2$ニコチン受容体／チャンピックス／ニューロン

タバコをやめてもイライラ感が少ない。タバコを吸ってもおいしくない。

るとニコチンの代わりにこの受容体にとりついて、その部分を刺激し少量のドパミンを放出させるため、禁煙時の離脱症状やタバコへの切望感を軽減します。

また、たとえこの薬の服用中に喫煙しても、先に受容体にくっついて占拠してしまっているため、喫煙による満足感も抑制する、すなわちタバコをおいしいと感じなくする薬です（図表4-7）。

このように、新しい禁煙支援の薬が登場してきてはいますが、いずれの方法でも、まずは「禁煙をしよう！」という堅い意志が必要です。

★禁煙支援を受ける

インターネットでの"禁煙マラソン"によって、家にいながら専門家の支援を受けたり、病院の禁煙外来を訪れて指導を受けるのも、依存度の高い方にとっては有効でしょう。

★禁煙するとどんな変化が現れるのか？
　メリットは？

「なんとかタバコをやめようとしたので

図表4-8　禁煙のメリット　あなたの望むものはありませんか？

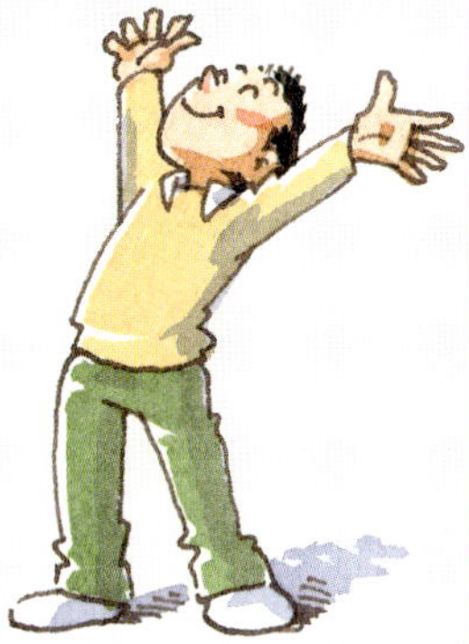

・健康になり顔色がよくなった
・肌の艶がよくなった
・さまざまな病気にかかりにくくなった
・呼吸が楽になった
・セキやタンがでなくなった
・食べ物がおいしくなった
・がんにかかる可能性が減った
・歯周病の発症や進行の危険性が減った
・口臭がなくなった
・部屋・衣服・毛髪などの臭いがなくなった
・子どもがまねをして喫煙する可能性が減った
・飛行機や禁煙の場所で我慢して、苦しむ必要がなくなった
・タバコ代が節約でき、お小遣いが増えた
　（1日2箱800円、1年間で29万円）
・家族や職場、他の人びとに対するタバコの害の心配がなくなった
・火事を出す心配が減った
・自分自身の意志の強さに自信がついた

図表4-9　健康にもたらす禁煙の効果

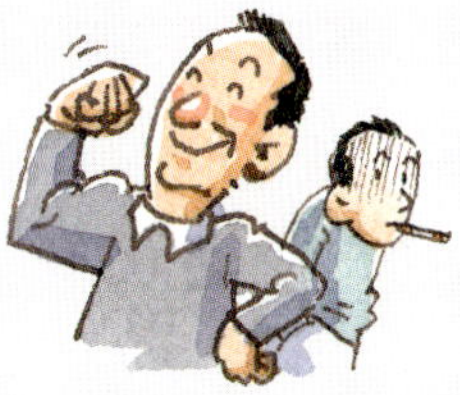

・60歳で禁煙すると、その後15年間の死亡率は喫煙者に比べて10％減少する

・50歳以前に禁煙すると、その後の15年間の死亡率は喫煙者に比べて約50％減少する

・10年間の禁煙で、肺がんの発生率は喫煙者の30～50％に減少する

・口腔がん、食道がん、膵臓がん、膀胱がん、子宮がん、冠動脈疾患、末梢閉塞性動脈疾患、胃・十二指腸潰瘍、低体重児・未熟児出産、妊娠出産異常の発生の危険が減少する

・呼吸状態の低下が改善に向かう

すが、辛くてまた吸ってしまいました」

これは、一度は禁煙された方からよく聞かれる言葉です。

確かに禁煙当初には、一時的にイライラ

図表4-10　冠動脈疾患になった後でも，禁煙で死亡リスクは減少する

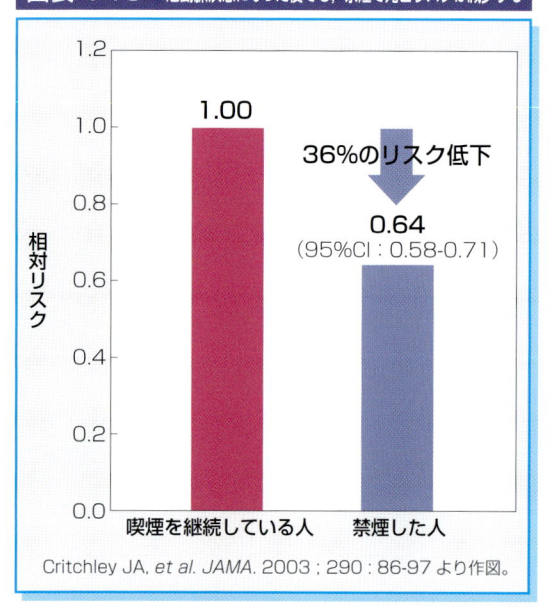

1.00　喫煙を継続している人
36%のリスク低下
0.64　禁煙した人
(95%CI：0.58-0.71)

Critchley JA, et al. JAMA. 2003；290：86-97 より作図。

図表4-11　禁煙のメリット

時間	効果
20分	手の体温が正常にまで上昇する
8時間	血液中の酸素が正常値に戻る
24時間	心臓発作のリスクが減り始める
48～72時間	ニコチンが体から完全に抜ける
72時間	気管支の収縮がとれ，呼吸が楽になる
数日～数週間	歯肉の血流が正常値に戻る
2週間～3週間	肺機能が30％アップする。歩行が楽になる。
1年	血栓症や心臓発作のリスクが半減する。
5年	肺がんのリスクが半減する。
10年	口腔がん，喉頭がんのリスクが減少する。

＊米国肺協会のパンフレットを改変

（日本歯周病学会　『「タバコと歯周病のない世界」を目指して2010』より）

したり，頭痛がしたり，冷や汗をかいたり，タバコほしさに集中力がなくなることがあるようです。

　その背景には，先に述べたニコチンに対する依存があり，ニコチンへの依存度が高い方ほど，禁煙してからの辛い症状，いわゆる離脱症状が強くなります。

図表4-12　禁煙による歯肉の改善

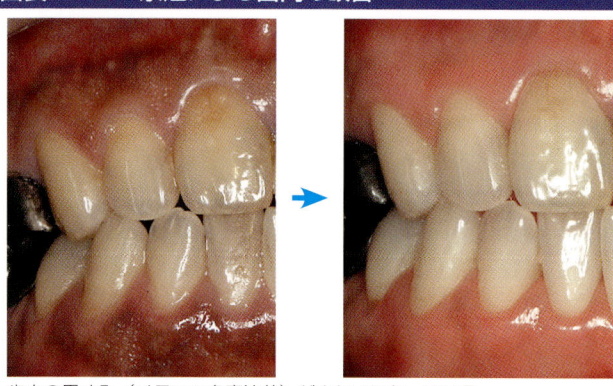

歯肉の黒ずみ（メラニン色素沈着）がきれいになっている。
（日本歯科大学 生命歯学部歯周病学講座　伊藤弘准教授のご厚意による）

　現在では，タバコを吸うことは「喫煙病：ニコチン依存症＋喫煙関連疾患」であり，喫煙者は禁煙治療を必要とする患者であると定義され，医科では禁煙治療に健康保険が適用されました（図表4-13）。

　ここでは，飲み薬の処方も行われることがあるのですが，これは中等度から重度の喫煙者が対象で，軽度な方々はニコチンガムやニコチンパッチなどのニコチン代替療法や，他の方法でタバコを断ち切らなければなりません。

　これは辛い努力になるかも知れませんが，禁煙成功の暁には，より多くのものを手に入れることができるのです。

　禁煙の努力の先には，多くのメリットがありますが，そ

図表4-13　医師が喫煙者を禁煙に導く5つのステップ

禁煙状況の把握
- 医師は，喫煙に関する簡単な問診を行い，患者さんの喫煙状況を把握します
- 医師は，喫煙している患者さんには，次のステップからの手順で禁煙サポートを行います

↓

タバコ検査と禁煙のすすめ
- まず，たばこ検査（呼気CO濃度測定と尿中ニコチン濃度測定）を実施し，タバコの有害性を実感してもらいます
- 次に，患者さんの病状などをふまえて，「禁煙がいかに大切か」をはっきりとした口調で簡潔に伝え，禁煙をすすめます

↓

禁煙の意思確認
- 医師は，禁煙に対する動機づけの結果，患者さんの禁煙の意思を確認します

禁煙の意思あり　／　禁煙の意思なし

禁煙実行の支援
- 医師は，禁煙を決意した患者さんには，禁煙開始日の設定や禁煙方法の紹介など具体的なサポートを行います

動機の強化（次回受診時）
- 医師は禁煙に関心がないか，禁煙を決意するまでには至らなかった患者さんには，次の機会に再度禁煙をすすめます

↓

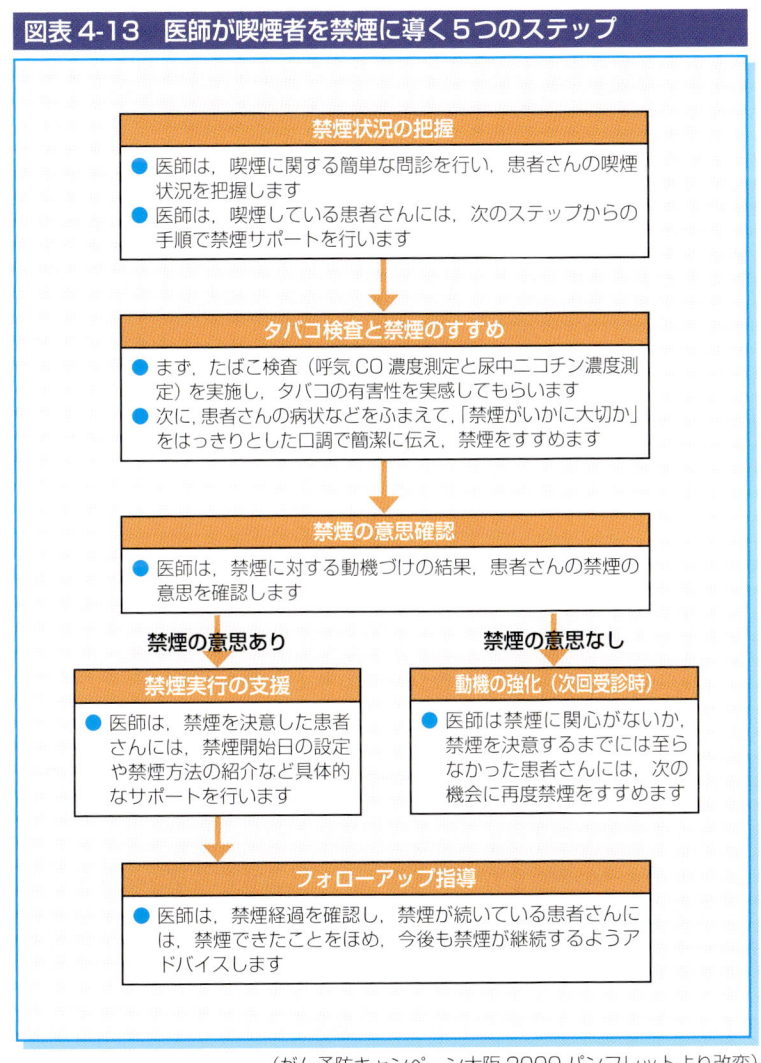

フォローアップ指導
- 医師は，禁煙経過を確認し，禁煙が続いている患者さんには，禁煙できたことをほめ，今後も禁煙が継続するようアドバイスします

（がん予防キャンペーン大阪2000パンフレットより改変）

のメリットについて考えてみましょう。

　図表4-8にあげたものは，一般的な例にすぎません。ニコチンに対する依存がなくなれば，集中力も持続できるようになり，さらに，禁煙の健康にもたらす効果も絶大です（図表4-9，10）。

　全身やお口の中の状態も徐々に改善していきます（図表4-11）。歯科医師や歯科衛生士は，患者さんの口の中の変化を正確にとらえながら，歯周病の治療をスムーズに行えるようになります。図表4-12は40代の男性で，軽度の歯周病で来院されましたが，1日30本のタバコを吸われる方でした。禁煙し，しっかり歯周病の治療をしたらきれいに治りました。

　ただし，今までタバコによって隠されていた歯茎の炎症が表に出てきますので，歯茎からの出血や腫れが一時的に増したりすることがあります。それも少しの辛抱です。治療が施されると，それらの症状は改善していきます。

　このように禁煙の達成には，自己分析，強い意志，周囲の環境づくり，さまざまな日常生活の工夫，重度の場合は専門的治療が必要です。

　しかし，禁煙によりもたらされるものは，自分自身だけでなく，家族・友人など，周囲の人びとにも確実に及ぶものなのです。タバコをやめようと決意したら，その決意を翻すことなく，その先にある多くのメリットを十分考え，確実に禁煙計画を実行していくことが大切です。

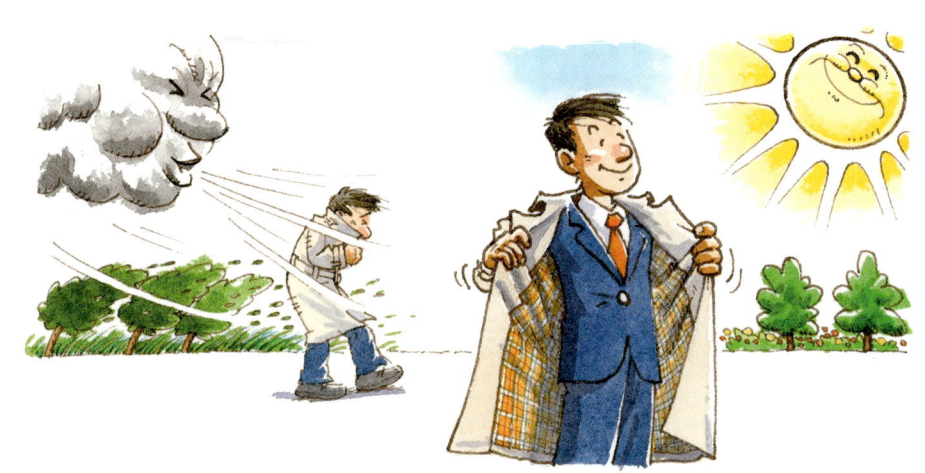

「タバコはやめない」から「タバコをやめよう！」への努力

★最 後 に

　私たちは日常の診療で，喫煙する患者さんに接する機会が多くありますが，患者さんに「禁煙しよう」という意志が芽生えなければ，次のステップである具体的な禁煙支援（禁煙指導）に移ることができないのです。

　「私はタバコをやめるつもりはない」という患者さんとの数回，時には数十回もの対話の結果，「禁煙してみよう」「どうやって実行するのがいいのか」へと意識が変わっていくこと。この，禁煙誘導を経て禁煙支援へとバトンタッチさせるところが，一番難しいところだと感じています。

　患者さんは，お口の中に何かトラブルを抱えて歯科医院に来院します。そこで起きている問題を理解し，病気を治そう，治してもらおうという目的を持っています。

　そのトラブルの中には，喫煙が強く関与しているものもきっとあると思います。最初に私たちにできることは，この本のさまざまなページで書かれているような，喫煙の全身やお口の健康に及ぼす問題点を，患者さんにていねいに説明することです。

　そして、患者さんに禁煙の重要性を十分理解していただき，禁煙実行への関心を持っていただくというステップを，とても大切にしています。

　この本が，そんな時に役立つことを，心より願っています。

●参考文献／参考URL

1）日本歯周病学会
 http://www.perio.jp/
2）循環器病の診断と治療に関するガイドライン（2009年度合同研究班報告）禁煙ガイドライン（2010年度改訂版）
 http://www.j-circ.or.jp/guideline/pdf/JCS2010murohara.h.pdf
3）平成21年国民健康・栄養調査　平成22年12月7日　厚生労働省健康局総務課　生活習慣病対策室栄養調査係　第2章　たばこ、飲酒に関する状況
 http://www.mhlw.go.jp/stf/houdou/2r9852000000xtwq-img/2r9852000000xucf.pdf
4）（財）健康・体力づくり事業財団　「最新たばこ情報」
 http://www.health-net.or.jp/tobacco/front.html
5）17学会禁煙推進学術ネットワーク
 http://tobacco-control-research-net.jp/info/
6）厚生労働省編「喫煙と健康」第2版．東京：保健同人社，1993
7）片野田耕太．厚生労働科学研究費補助金　第3次対がん総合戦略研究事業「効果的な禁煙支援法の開発と普及のための制度化に関する研究」平成19年度号報告書
8）大和浩．厚生労働科学研究費補助金　第3次対がん総合戦略研究事業「効果的な禁煙支援法の開発と普及のための制度化に関する研究」平成21年度号報告書
9）富永裕民．我が国における今後の喫煙対策のあり方に関する研究　昭和60年度健康づくり等調査研究　財団法人健康体力作り事業財団　1986
10）埴岡隆，中村正和，大島明．歯科医院における禁煙指導の必要性．歯界展望　2002；100, 494-505.
11）Katanoda et al. Population Attributable Fraction of Mortality Associated with Tobacco Smoking in Japan: A Pooled Analysis of Three Large-scale Cohort Studies, J Epidemiol., 2008；18（6），251-264.
12）中村正和．効果的な禁煙指導-医療機関（禁煙外来を含む）での指導の実際．日本医師会雑誌．2002；127（7），1025-1030.
13）沼部幸博．歯周組織に対する喫煙の影響．日歯周誌　2003；45（2），133-141.
14）鴨井久一，沼部幸博．新・歯周病をなおそう第2版．砂書房．2017.
15）鴨井久一，沼部幸博．新・命をねらう歯周病．砂書房．2007.
16）厚生労働省．たばこと健康に関する情報ページ．https://www.mhlw.go.jp/stf/seisakunitsuite/bunya/kenkou_iryou/kenkou/tobacco/index.html
17）厚生労働省．喫煙と健康　喫煙の健康影響に関する検討会報告書．2016.

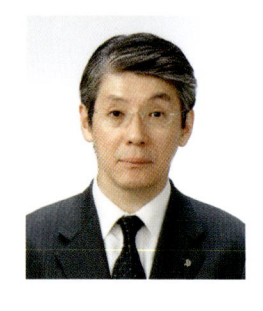

<著者略歴>
沼部　幸博（ぬまべ　ゆきひろ）
日本歯科大学 生命歯学部
歯周病学講座 主任教授

1958年	栃木県に生まれる
1983年	日本歯科大学歯学部卒業
1987年	日本歯科大学大学院修了 歯学博士
1987年	日本歯科大学歯学部歯周病学教室 助手
1989年	日本歯科大学歯学部歯周病学教室 専任講師
1989年	カリフォルニア大学サンフランシスコ校歯学部歯周病科 客員講師
1993年	日本歯科大学歯学部歯周病学教室 助教授
2005年	日本歯科大学歯学部歯周病学講座 主任教授
2018年	日本歯科大学生命歯学部 学部長

学会活動など：日本歯周病学会専門医(指導医)
　　　　　　　日本歯周病学会常任理事
　　　　　　　日本歯科保存学会専門医(指導医)
　　　　　　　日本歯科保存学会理事
　　　　　　　外国人臨床修練指導歯科認定医

主な著書：『歯周病診断のストラテジー』(医歯薬出版, 1999)/『歯周病をなおそう』(砂書房, 日本語版 2000, 韓国語版 2001)/『かかりつけ歯科医対応, 主訴・症状別病態写真シート』/(クインテッセンス出版, 2002)/『喫煙とお口の健康』(クインテッセンス出版, 2002)/『絵で見る歯医者さん』(クインテッセンス出版, 2004)/『ペリオ・カリエスの予防に活かす抗菌薬・殺菌薬とフッ化物』(医歯薬出版, 2005)/『新・命をねらう歯周病』(砂書房, 2007)/『新・歯周病をなおそう(第2版)』(砂書房, 2008)/『絵で見る予防歯科』(クインテッセンス出版, 2008)/『新人歯科衛生士のためのペリオドンタルインスツルメンテーション』(クインテッセンス出版, 2008)/『歯科衛生士のためのペリオドンタルメディシン』(医歯薬出版, 2009)/『ザ・ペリオドントロジー』(永末書店, 2009)/『歯周病学サイドリーダー』(学建書院, 2010)/『歯科衛生士のための臨床インプラント講座』(医歯薬出版, 2011)

QUINTESSENCE PUBLISHING 日本

禁煙 あなたのお口と全身の健康

2012年1月25日　第1版第1刷発行
2018年9月10日　第1版第2刷発行

著　　者　沼部幸博(ぬまべ ゆきひろ)

発 行 人　北峯康充

発 行 所　クインテッセンス出版株式会社
　　　　　東京都文京区本郷3丁目2番6号　〒113-0033
　　　　　クイントハウスビル　電話(03)5842-2270(代表)
　　　　　　　　　　　　　　　(03)5842-2272(営業部)
　　　　　　　　　　　　　　　(03)5842-2276(編集部)
　　　　　web page address　http://www.quint-j.co.jp/

印刷・製本　サン美術印刷株式会社

©2012　クインテッセンス出版株式会社　　　禁無断転載・複写
Printed in Japan　　　　　　　　　　　　　落丁本・乱丁本はお取り替えします
ISBN978-4-7812-0242-6　C3047　　　　　　定価は表紙に表示してあります